Anu Singh

Simvastatina - O curador de ossos

Anu Singh

Simvastatina - O curador de ossos

Eficácia da aplicação local pós-operatória de sinvastatina na cicatrização de alvéolos de extração

ScienciaScripts

Imprint

Any brand names and product names mentioned in this book are subject to trademark, brand or patent protection and are trademarks or registered trademarks of their respective holders. The use of brand names, product names, common names, trade names, product descriptions etc. even without a particular marking in this work is in no way to be construed to mean that such names may be regarded as unrestricted in respect of trademark and brand protection legislation and could thus be used by anyone.

Cover image: www.ingimage.com

This book is a translation from the original published under ISBN 978-620-7-64703-3.

Publisher:
Sciencia Scripts
is a trademark of
Dodo Books Indian Ocean Ltd. and OmniScriptum S.R.L publishing group

120 High Road, East Finchley, London, N2 9ED, United Kingdom
Str. Armeneasca 28/1, office 1, Chisinau MD-2012, Republic of Moldova, Europe
Printed at: see last page
ISBN: 978-620-7-65695-0

INTRODUÇÃO

A reparação dos tecidos após lesões cirúrgicas ou traumáticas continua a ser um desafio na reconstrução maxilofacial. O processo de cicatrização inicia uma sequência ordenada, mas complexa, de eventos que restabelecem a integridade dos tecidos danificados. Se o resultado do processo de reparação for um tecido que é estrutural e funcionalmente igual ao tecido original, diz-se que houve regeneração (1p578).

Após a extração de um dente, ocorre uma diminuição da quantidade de osso alveolar e do alvéolo devido à perda óssea (2p55). A cicatrização de um alvéolo de extração compreende a remodelação do osso e dos tecidos moles, com as alterações dimensionais máximas a ocorrerem durante os primeiros 3 meses (18p28). O processo de cicatrização é caracterizado por diferentes fases: coagulação, inflamação, substituição de tecido e resolução (19p1). A cicatrização de um alvéolo de extração é um exemplo especializado de cicatrização por segunda intenção: imediatamente após a remoção do dente do alvéolo, o sangue preenche o local da extração. São activadas as vias intrínsecas e extrínsecas da cascata de coagulação. A malha de fibrina resultante, contendo glóbulos vermelhos aprisionados, sela os vasos sanguíneos rasgados e reduz o tamanho da ferida de extração (5p283).

A perda óssea é uma consequência inevitável da extração dentária, que resulta de alterações no estado fisiológico do osso (2p55). A extração de um ou mais dentes resulta não só em alterações da arquitetura óssea, mas também afecta os tecidos moles sobrejacentes do alvéolo **(Schropp et al. 2003)**. Imediatamente após a extração do dente, há ausência de cobertura de tecido mole sobre a entrada do alvéolo e, por isso, o defeito do alvéolo é deixado a cicatrizar por segunda intenção. Nas semanas seguintes, a proliferação celular resultará num aumento do volume do tecido mole, e uma cobertura de tecido mole selará a entrada do alvéolo. As alterações nos contornos da mucosa dependem das alterações correspondentes no perfil externo do osso alveolar que rodeia o local da extração (28p2). Se não forem tomadas medidas para preservar o osso e a regeneração óssea, ocorrerá uma perda óssea grave que dificultará a inserção do acessório e tornará essencial a necessidade de tratamentos agressivos e dispendiosos, como o enxerto ósseo. A melhor altura para preservar o rebordo alveolar é na altura da extração (2p55). A prevenção da perda óssea alveolar pós-extração foi descrita pela primeira vez por Greenstein e Ashman e Bruins no ano de 1985.

A formação de novo osso é um evento que envolve a produção de nova matriz óssea pelos osteoblastos, as células formadoras de osso, e a sua subsequente mineralização. No processo de formação óssea, vários factores de crescimento, como as proteínas morfogenéticas ósseas (BMPs), desempenham um papel fundamental na proliferação e diferenciação dos osteoblastos. A BMP-2 provoca a diferenciação da linha de células estaminais multipotentes em células semelhantes a osteoblastos. Na procura de agentes que activem a BMP-2, Mundy et al. examinaram mais de 30.000 compostos e descobriram que as estatinas podem aumentar eficazmente a formação de osso novo in vitro e em roedores, aumentando especificamente os genes BMP-2 (3p106). A utilização de compostos farmacológicos baratos, como as estatinas, para estimular os factores de crescimento ósseo autógeno pode ser uma abordagem promissora para a regeneração óssea (4p1848).

Os medicamentos à base de estatinas tornaram-se um pilar no tratamento do colesterol elevado desde a descoberta, nos anos 70, de moléculas produzidas pelo Penicillium citrinum, denominadas citrinina e compactina (mevastatina) (5p283). São inibidores específicos da 3-hidroxi-3-metilglutaril coenzima A (HMG-CoA) redutase1 que está envolvida na conversão da HMG-CoA em mevalonato, uma etapa inicial limitadora da taxa de síntese do colesterol no fígado. As estatinas inibem competitivamente esta enzima e reduzem a síntese hepática de colesterol (3p106).

Embora os primeiros inibidores da HMG-CoA redutase nunca tenham sido comercializados devido a efeitos adversos observados em animais, não demorou muito até que outra estatina de origem natural, a lovastatina, fosse derivada do Aspergillus terreus e se verificasse que tinha um perfil de toxicidade aceitável. Desde a descoberta da lovastatina natural, foram introduzidas no mercado mais seis estatinas. Duas delas são semi-sintéticas (sinvastatina e pravastatina) e quatro são sintéticas (fluvastatina, atorvastatina, rosuvastatina e pitavastatina) (6p484). Todos estes agentes são amplamente utilizados para baixar o colesterol e constituem uma abordagem importante e eficaz para o tratamento da hiperlipidemia e da arteriosclerose (7p237).

Dado que o principal local de síntese do colesterol é o fígado, estes agentes foram concebidos para serem hepato-selectivos. A enzima HMG-CoA redutase catalisa a etapa limitadora da taxa de biossíntese do colesterol e, embora o colesterol seja o principal produto da via controlada por esta enzima, o seu produto direto, o mevalonato, é um precursor de uma série de compostos não esteróis que são vitais para uma variedade de funções celulares (7p237). Dada a variedade de biomoléculas produzidas pela via do mevalonato, não é de surpreender que as estatinas possam ter efeitos pleiotrópicos que vão para além das propriedades cardioprotectoras esperadas (8p86)

A primeira evidência experimental num modelo animal do efeito osteomodulador das estatinas foi relatada por Mundy et al, que demonstraram que o tratamento com lovastatina, sinvastatina, fluvastatina e mevastatina resultou num aumento significativo (até 2-3 vezes em comparação com os controlos) das taxas e dos marcadores de formação óssea, e que o efeito das estatinas era comparável ao induzido pelo tratamento com a proteína morfogenética óssea-2 (BMP-2) e o fator de crescimento dos fibroblastos, que são conhecidos estimulantes do metabolismo ósseo. Outros estudos realizados em modelos animais, replicaram os efeitos das estatinas como estimulantes da formação óssea (5p283).

Entre as estatinas, a sinvastatina tem sido estudada extensivamente e tem efeitos pluripotentes. A sinvastatina é um análogo metílico da lovastatina e é sintetizada por fermentação de Aspergillus terreus. Trata-se de um pó cristalino branco não higroscópico, insolúvel em água, mas bastante solúvel em clorofórmio, metanol e álcool. A absorção das doses ingeridas de estatinas varia de 40 a 75%. Todas têm uma elevada extração de primeira passagem pelo fígado. A maior parte da dose absorvida é excretada na bílis; 5 a 20% são excretados na urina. A sinvastatina é administrada por via oral numa dose de 20 a 40 mg por dia. A dose tóxica de sinvastatina é de 160 mg. As estatinas diminuem a formação de osteoclastos através da apoptose (4p1848).

As estatinas são bem toleradas e têm um excelente registo de segurança. No entanto, a utilização extensiva de estatinas levou a um aumento do número de outros efeitos benéficos, os chamados efeitos pleiotrópicos (3p106). Os efeitos pleiotrópicos incluem a melhoria da função endotelial, propriedades anti-inflamatórias, antioxidantes, ação imunomoduladora e efeitos antitrombóticos (20p2). Relativamente a estes efeitos, as estatinas também aumentam a expressão da proteína morfogenética óssea-2, um potente simulador da diferenciação dos osteoblastos e da sua atividade, e promovem a mineralização por osteoblastos em cultura, indicando que as estatinas têm um efeito anabólico no osso (3p106).

A regeneração óssea é um processo complexo de formação óssea semelhante à cicatrização normal de fracturas e à remodelação óssea. Três componentes essenciais para que a reparação óssea seja bem sucedida são a osteoindução, a osteogénese e a matriz osteocondutora. As proteínas morfogénicas ósseas (BMPs) são reguladores essenciais da diferenciação osteogénica durante a reparação óssea (4p1847-1848). **Wang et al.** demonstraram que a BMP-2 provoca a diferenciação de uma linha de células estaminais multipotenciais em células semelhantes a osteoblastos (1p578).

Foi relatado que a sinvastatina promove a atividade osteoblástica e inibe a atividade osteoclástica. Sugere-se que a sinvastatina apoie a diferenciação dos osteoblastos induzida pela proteína morfogenética óssea (BMP). A sinvastatina melhora a atividade da fosfatase alcalina e a mineralização, bem como aumenta a expressão da sialoproteína óssea, da osteocalcina e do colagénio de tipo I, e demonstrou ter um efeito anti-inflamatório ao diminuir a produção de interleucina-6 e interleucina-8 (9p486). As estatinas também demonstraram ter propriedades anti-inflamatórias e antimicrobianas que podem ser úteis, uma vez que a infeção pode prejudicar a cicatrização óssea normal (8p85).

A administração de sinvastatina apresenta resultados de tratamento positivos em toda a gama de terapias investigadas nas regiões orais, como o controlo da infeção periodontal, a regeneração óssea periodontal e alveolar, o enxerto de tecidos moles, a redução da inflamação da ATM e a reparação da cartilagem (12p2). No entanto, a sinvastatina pode alterar a migração celular ao perturbar as redes de sinalização celular que regulam a dinâmica do citoesqueleto de actina (17p456). Melhora o processo de cicatrização através da melhoria do processo de angiogénese e da epitelização, pode suprimir o crescimento bacteriano apenas de bactérias gram positivas, o que pode ajudar a controlar as feridas infectadas (21p41).

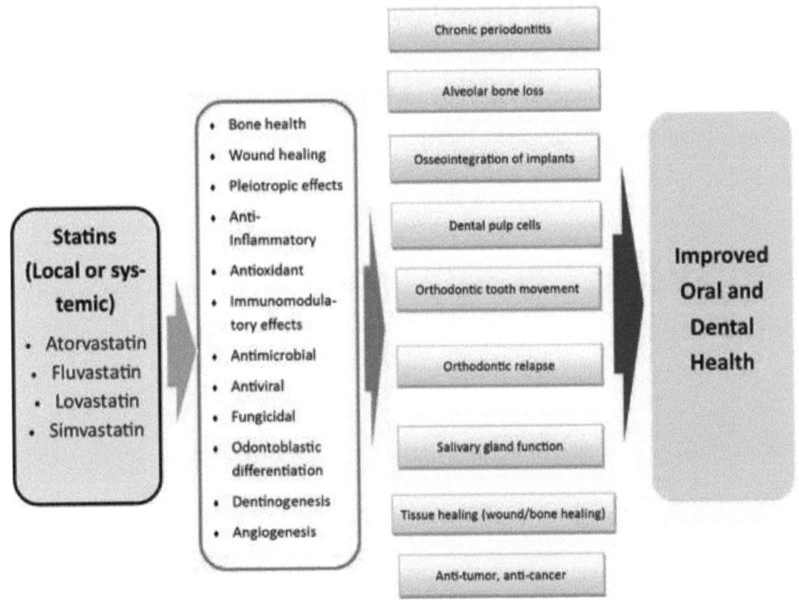

Resumo esquemático das vias do efeito das estatinas em diferentes aspectos da saúde oral e dentária e dos seus potenciais mecanismos relacionados

Dois pontos-chave no desenvolvimento de novas aplicações das estatinas são o seu baixo custo e o seu perfil de segurança relativamente bom. Os efeitos secundários são raros, mas podem ser graves, nomeadamente a toxicidade hepática, a miosite e a rabdomiólise. Esta é uma das razões pelas quais o interesse na investigação de estratégias de administração local está a aumentar. Em segundo lugar, com o tratamento oral, grande parte do fármaco pode perder-se durante a primeira passagem do metabolismo, pelo que serão necessárias doses mais elevadas para ser eficaz no local do defeito. Além disso, a aplicação local facilitará a gestão da concentração necessária para tirar partido do efeito antimicrobiano das estatinas (11p2).

Além disso, as estatinas também inibem as enzimas envolvidas na degradação dos tecidos [ou seja, as metaloproteinases da matriz (MMPs)] e melhoram a epitelização e a cicatrização de feridas. As estatinas também exercem um efeito na regeneração da dentina e da polpa. No que diz respeito a vários cancros orais, as estatinas podem também inibir o crescimento, a invasão, as metástases, a proliferação e diferenciação celular e a regulação do ciclo celular das células tumorais. As propriedades antimicrobianas, antivirais e fungicidas são alguns dos outros benefícios terapêuticos das estatinas (10p42).

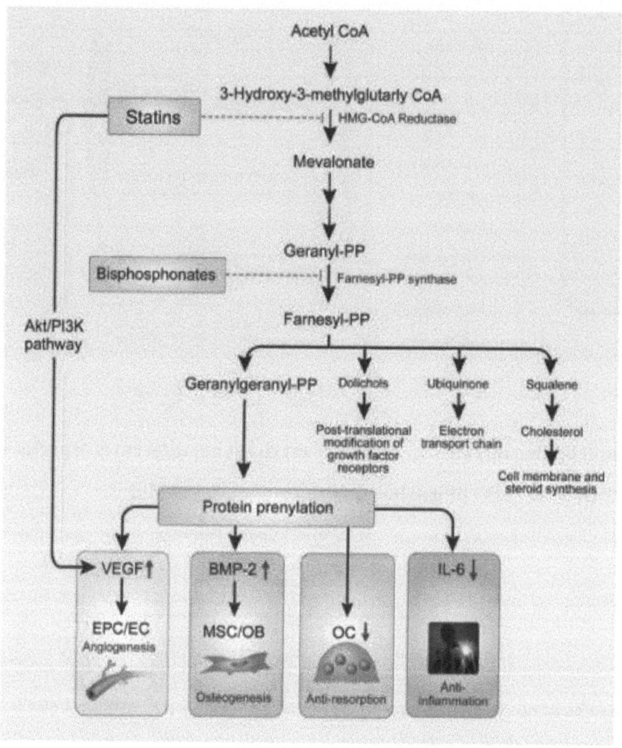

Um fluxograma simplificado dos efeitos bioquímicos das estatinas. As estatinas inibem a enzima limitadora da taxa, a HMG-CoA redutase, da via do mevalonato, que é a principal responsável pela produção de isoprenóides esteróides e não esteróides. Além disso, as estatinas podem ativar a via AKT1/PI3K, conduzindo a alguns efeitos a jusante semelhantes aos da inibição da HMB-CoA redutase. Os efeitos a jusante importantes da administração de estatinas são apresentados com setas azuis. Os efeitos exactos das estatinas podem variar consoante a estatina

específica e a sua concentração. PP, pirosfosfato; BMP-2, proteína morfogenética óssea-2; VEGF, fator de crescimento endotelial vascular; PI3K, fosfatidilinositol-3 quinase; MSC, célula estaminal mesenquimal; OB, osteoblasto; EPC, célula progenitora endotelial; EC, célula endotelial; OC, osteoclasto.

Vários estudos têm analisado o papel da aplicação local do fármaco sinvastatina na regeneração óssea. A maioria destes estudos foi realizada em animais como ratos Wistar, coelhos brancos da Nova Zelândia, ratinhos, entre outros (4p1848).

Quase todos os ensaios relataram resultados positivos não só para locais intra-orais, mas também para locais extra-orais, como defeitos cranianos e fracturas do fémur. Também foram efectuados ensaios em seres humanos para defeitos periodontais, lesões císticas periapicais, alvéolos de pré-molares extraídos e osteoporose em mulheres. Foram também iniciados estudos in vitro para determinar o mecanismo de ação exato (4p1848).

A utilização bem sucedida da sinvastatina para promover a formação óssea in vivo depende da concentração local e tem havido esforços contínuos para encontrar um sistema de administração adequado (9p486). Os procedimentos de extração de dentes tirariam partido de uma aplicação local, uma vez que permite um efeito focalizado em cavidades ósseas específicas. Estudos recentes testaram o efeito da aplicação local de sinvastatina associada a diferentes transportadores, como esponja de gelatina polilática/ácido poliglicólico e sulfato de cálcio, e demonstraram potencial para aumentar a formação óssea. No entanto, não há um consenso de um carreador ideal para o fármaco em defeitos ósseos e mais estudos são necessários (5p284).

Apesar de se comprovar a eficácia das estatinas no metabolismo ósseo, ainda não foi feito um estudo direto sobre a utilização destes fármacos na preservação do alvéolo dentário. Assim, o presente estudo foi realizado com o objetivo de avaliar o efeito da sinvastatina na qualidade óssea do dente extraído, de modo a obter uma melhor cicatrização do alvéolo pós-extração (2p56).

FINALIDADES E OBJECTIVOS

OBJECTIVOS:

Avaliar a eficácia da aplicação local pós-operatória aplicação local pós-operatória de sinvastatina na cicatrização de alvéolos de extração com uma série de radiografias em diferentes intervalos durante a cicatrização.

OBJECTIVOS:

Para comparar

1. Dor pós-operatória
2. Inchaço intra-oral pós-operatório
3. Cicatrização de tecidos moles
4. Formação óssea

REVISÃO DA LITERATURA

Walter et al. 1946 (46p792,794) discutiram a esponja de gelatina absorvível e a trombina na cirurgia oral. Os materiais absorvíveis que ajudam a hemostase e podem ser utilizados para acelerar a cicatrização são uma bênção para a cirurgia. O processo de cicatrização é um corolário da sequência fisiológica da coagulação sanguínea. Na cicatrização de grandes cavidades, como as ocasionadas pela remoção de quistos ou de terceiros molares inferiores impactados, a reparação é muitas vezes complicada e atrasada pela quebra do coágulo inicialmente formado. Concluíram que a cicatrização parecia ser acelerada e que o edema e o desconforto pós-operatórios eram minimizados e que os dois principais valores deste agente eram, em primeiro lugar, a obliteração do espaço morto e, em segundo lugar, o controlo da hemorragia.

Mundy et al. 1999(37p1949) efectuaram um estudo sobre as estatinas e descobriram que as estatinas podem aumentar eficazmente a formação de osso novo in vitro e em roedores, aumentando especialmente os genes BMP-2, e sugeriram que as estatinas, que são biodisponíveis por via oral e têm sido administradas com segurança a doentes há mais de uma década, podem merecer uma investigação mais aprofundada como potenciais agentes anabólicos para o osso.

Toyonobu Maeda et al. 2001(22p874) observaram que a sinvastatina tem efeitos anabólicos no osso através da promoção da diferenciação osteoblástica. Observaram que este fármaco redutor do colesterol, a sinvastatina, é um pró-fármaco de um potente inibidor da 3-hidroxi-3-metilglutarilcoenzima A (HMG-CoA) redutase e inibe a síntese do colesterol em seres humanos e animais. Além disso, estão a ser estudados os efeitos ósseos das estatinas, incluindo a sinvastatina. Os investigadores avaliaram os efeitos da sinvastatina na diferenciação osteoblástica em células osteoblásticas não transformadas (MC3T3-E1) e em células da medula óssea de ratos. A sinvastatina aumentou a atividade da fosfatase alcalina (ALP) e a mineralização de forma dependente da dose e do tempo. Este efeito estimulante da estatina foi observado em doses relativamente baixas. A análise de Northern blot mostrou que a estatina aumentou a proteína morfogenética óssea-2, bem como as concentrações de ARNm da ALP nas células MC3T3-E1. A sinvastatina aumentou ligeiramente a abundância do ARNm do colagénio de tipo I ao longo do período de cultura, ao passo que inibiu acentuadamente a expressão do gene da colagenase-1 entre os dias 14 e 22 de cultura. Estes resultados indicam que a sinvastatina tem efeitos anabólicos no osso através da promoção da diferenciação osteoblástica, sugerindo que poderia ser utilizada para o tratamento de doenças ósseas metabólicas comuns, como a osteoporose.

Stancu et al. 2001(40p378) discutiram que os efeitos benéficos das estatinas resultam da sua capacidade de reduzir a biossíntese do colesterol, principalmente no fígado, onde se distribuem seletivamente, bem como da modulação do metabolismo lipídico, derivada do seu efeito de inibição da HMG-CoA redutase. As estatinas têm efeitos anti-ateroscleróticos, que se correlacionam positivamente com a diminuição percentual do colesterol LDL. Além disso, podem exercer efeitos anti-ateroscleróticos independentemente da sua ação hipolipidémica. Como o metabolismo do mevalonato gera uma série de isoprenóides vitais para diferentes funções celulares, desde a síntese do colesterol até ao controlo do crescimento e diferenciação celular, a inibição da HMG-CoA redutase tem efeitos pleiotrópicos benéficos. Consequentemente, as estatinas reduzem significativamente a incidência de eventos coronários, tanto na prevenção primária como secundária, sendo os compostos hipolipidémicos mais eficazes que reduziram a taxa de mortalidade em doentes coronários. Independente de suas propriedades hipolipidémicas, as estatinas interferem em eventos envolvidos na formação óssea e impedem o crescimento de células tumorais.

Werner et al. 2002(23p105,106) explicaram as provas actuais e os mecanismos moleculares dos efeitos directos das estatinas na estabilidade da placa, inflamação, função endotelial, stress oxidativo, trombose e acidente vascular cerebral. As estatinas surgiram como uma ferramenta nova e poderosa para estudar a biologia cardiovascular, incluindo a isoprenilação de proteínas, a função das pequenas proteínas G, a atividade dos leucócitos e as células progenitoras endoteliais. Estas propriedades pleiotrópicas das estatinas podem ter implicações clínicas importantes, para além da redução do colesterol sérico. Revelaram também que vários genes importantes no centro do controlo da função endotelial vascular, da inflamação e da estabilidade da placa parecem ser regulados pelas estatinas. Os candidatos proeminentes são a NO sintase endotelial (eNOS), a endotelina, os radicais livres de oxigénio, o MHC-II, a proteína quinase Akt e as metaloproteinases.

Garrett et al. 2002(7p237, 239) observaram que foi recentemente demonstrado que os inibidores da enzima 3-hidroxi-3-metilglutaril coenzima a redutase estimulam a formação óssea em roedores, tanto in vitro como in vivo. Nas células ósseas, estes inibidores aumentam a expressão genética da proteína morfogenética óssea-2, que é um fator autócrino-parácrino para a diferenciação dos osteoblastos. A consequência destas descobertas não é que as estatinas em si possam ser medicamentos eficazes para doenças de perda óssea, mas sim que estes resultados centram a atenção na via da biossíntese do colesterol e na sua relação com a expressão da BMP-2 e a formação óssea. Isto foi ainda mais enfatizado por observações recentes de que os bisfosfonatos contendo nitrogénio (medicamentos que reduzem a reabsorção óssea e têm um grande mercado para a osteoporose) também têm como alvo enzimas nesta via. Isto pode levar à identificação de outros potenciais alvos moleculares para a descoberta de medicamentos, bem como de outras abordagens terapêuticas para aumentar a formação óssea, produzindo assim o agente anabólico ideal para a osteoporose.

Staal et al. 2003 (38p83) colocaram a hipótese de as estatinas poderem afetar o metabolismo ósseo in vivo através de efeitos na reabsorção óssea osteoclástica. In vitro, a cerivastatina inibiu a reabsorção óssea estimulada pela hormona paratiroide (PTH). Utilizando um painel de 40 análogos de estatinas, que mostraram efeitos variáveis na atividade da HMG-CoA redutase, descobriram que a capacidade dos compostos para inibir a reabsorção óssea está diretamente relacionada com a atividade da HMG-CoA redutase. No entanto, no modelo de reabsorção óssea no rato in vivo, a cerivastatina não impediu o aumento da reabsorção óssea induzido experimentalmente. A falta de efeito da cerivastatina neste modelo não está relacionada com uma penetração limitada do tecido alvo (medula óssea), porque foi demonstrado um efeito significativo na atividade da HMG-CoA redutase nos extractos totais de células da medula óssea de ratos após o tratamento in vivo. Além disso, a cerivastatina inibiu a prenilação das proteínas nos osteoclastos isolados da medula óssea de coelhos após o tratamento in vivo. Em contraste com outros estudos, nenhuma das estatinas testadas mostrou efeitos anabólicos em culturas de explantes de osso parietal. Em conjunto, concluíram que as estatinas inibem a reabsorção óssea in vitro, o que se correlaciona diretamente com a potência dos compostos para a inibição da atividade da HMG-CoA redutase. No entanto, a cerivastatina não afecta a reabsorção óssea no modelo TPTX de rato in vivo.

Wong et al. 2005(30p46) examinaram as expressões histológicas precoces do fator de crescimento endotelial vascular (VEGF), da proteína morfogenética óssea (BMP)-2 e do fator de ligação ao núcleo (Cbfa1) em ossos em cicatrização com e sem estatina (sinvastatina). Foram criados 30 defeitos ósseos nos ossos parietais de 15 coelhos brancos da Nova Zelândia. No grupo da estatina, os defeitos foram enxertados com suportes de matriz de colagénio misturados com solução de sinvastatina e os animais foram mortos nos dias 1, 2, 3, 4, 5 e 6 após a operação. No grupo da matriz de colagénio, os defeitos foram enxertados com portadores de matriz de colagénio misturados com água para injeção, e os animais foram mortos nos dias 1-6 do pós-operatório. Os estudos de imunolocalização dos defeitos enxertados com estatina mostraram que o VEGF foi expresso no dia 3 do pós-operatório, a BMP2 no dia 4, a Cbfa1 no dia 5 e que o novo osso foi formado no dia 5. Estes eventos ocorreram um dia mais cedo do que no grupo enxertado apenas com o transportador. Os autores concluíram que a estatina induziu e acelerou a formação de osso localmente e desencadeou a expressão precoce de factores de crescimento que regulam a angiogénese, a diferenciação das células ósseas e a osteogénese.

Stein et al. 2005(31p10) realizaram este estudo para avaliar o efeito de doses mais baixas de sinvastatina e de inibidores da ciclo-oxigenase sintase (COX) na inflamação dos tecidos e no crescimento ósseo em ratos e na expressão genética em ratinhos e concluíram que:

1) A sinvastatina aplicada localmente em membrana de gel de metilcelulose/PLA pode estimular um crescimento ósseo significativo numa dose óptima de 0,5 mg onde a inflamação clínica é reduzida;

2) A via COX da inflamação parece desempenhar um papel parcial no crescimento ósseo induzido pela sinvastatina in vivo, na medida em que tanto o NS-398 como, especialmente, a indometacina inibiram a sinvastatina/gel de provocar um crescimento ósseo significativo; e

3) A ativação dos osteoblastos e o crescimento ósseo pela sinvastatina podem ser mediados pelos fibroblastos e pela renovação do colagénio.

Jadhav et al. 2006(24p3) falaram sobre a recente descoberta das estatinas (inibidores da HMG-CoA redutase) como agentes anabólicos ósseos, o que suscitou um grande interesse por parte dos investigadores básicos e clínicos no domínio do osso. Estudos in-vitro e alguns estudos em animais sugeriram que as estatinas aumentam a massa óssea através do aumento da expressão de osteoblastos mediada pela proteína morfogenética óssea-2 (BMP-2). Os investigadores concentraram-se num número limitado de estudos de caso-controlo que sugerem que as estatinas podem ter o potencial de reduzir o risco de fracturas através do aumento da formação óssea, enquanto outros estudos não conseguiram demonstrar um benefício na redução de fracturas. São necessários ensaios clínicos aleatórios e controlados para resolver este conflito. Uma possível razão para a discrepância entre os resultados dos estudos pré-clínicos e clínicos é a natureza hepato-específica das estatinas. Tendo em conta a sua elevada especificidade hepática e baixa biodisponibilidade oral, a distribuição das estatinas no microambiente ósseo em concentração óptima é questionável. Para desvendar o seu mecanismo exato e confirmar a sua ação benéfica no osso, as estatinas devem chegar ao microambiente ósseo numa concentração óptima. Discutiram também o possível mecanismo de ação das estatinas no osso. Por último, foi salientado o papel dos sistemas de administração de medicamentos na confirmação e avaliação do potencial efetivo das estatinas como agentes anti-osteoporóticos.

Ozark et al. 2007(29p546) realizaram este estudo para determinar o efeito da aplicação local de sinvastatina na cicatrização de defeitos ósseos e comparar a quantidade de osso novo produzido pelo enxerto de esponja de gelatina com sinvastatina e com a cicatrização natural. Vinte e um defeitos ósseos de 3 mm de diâmetro foram criados na região angular da mandíbula de ratos albinos Wistar. No grupo experimental, nove defeitos foram enxertados com sinvastatina dissolvida em água misturada com uma esponja de gelatina. Nos grupos de controlo, oito defeitos foram enxertados apenas com água misturada com uma esponja de gelatina (controlo ativo) e seis foram deixados vazios (controlo passivo). Os animais foram mortos no 14º dia e os defeitos foram preparados para avaliação radiológica e histológica. A densidade do regenerado foi avaliada por tomografia computorizada quantitativa periférica. A densidade do grupo experimental foi 240% superior à do grupo de controlo passivo e 190% superior à do grupo de controlo ativo. O exame histológico também mostrou mais formação de osso novo no grupo experimental do que nos grupos de controlo. Em conclusão, a esponja de gelatina com sinvastatina melhorou a cicatrização de defeitos ósseos na mandíbula de ratos.

B. Uzzan et al. 2007(39p1581,1586) estudaram o impacto das estatinas na densidade mineral óssea (DMO) em vários locais e compararam os efeitos das estatinas lipofílicas e das estatinas mais hidrofílicas e concluíram que as estatinas representariam uma família candidata quase ideal de medicamentos anti-osteoporóticos, devido aos seus potenciais efeitos duplos anabólicos e anti-reabsortivos no osso, e à experiência extremamente vasta e tranquilizadora com estes medicamentos em cardiologia (excelente relação riscos/benefícios devido a efeitos comprovados na mortalidade cardiovascular e incidência muito baixa de efeitos secundários).

Cruz et al. 2008(33p98) realizaram um estudo para analisar os efeitos colaterais das estatinas na cavidade bucal, e analisar os sintomas após a interrupção do tratamento. Observaram uma elevada percentagem de sintomas orais em pacientes submetidos a tratamento com estatinas. Este é o primeiro relato de tais efeitos adversos, apesar dos inúmeros trabalhos que abordam os diversos efeitos colaterais deste tipo de tratamento. Por outro lado, observaram que o efeito adverso desapareceu numa elevada percentagem de doentes após a suspensão do tratamento, tendo sido observada uma melhoria logo no terceiro dia após a interrupção. A secura melhorou ou desapareceu em 73,9% dos doentes; trata-se de uma percentagem elevada tendo em conta a idade média dos doentes e o facto de alguns deles apresentarem patologias que induzem a xerostomia. Resultados semelhantes foram observados em relação à tosse (91,7%); após a melhoria da secura, os episódios de tosse nocturna também melhoraram. O amargor (92,8%) e a comichão na língua e nos lábios (86,7%) melhoraram ou desapareceram em todos os doentes que apresentavam estes sintomas. 94 % dos pacientes com insónias referiram um melhor repouso após a interrupção do tratamento.

Zang et al. 2008(25p170,175) efectuaram um estudo sobre a sinvastatina e descobriram que a aplicação local de sinvastatina promoveu a formação de novo osso no alvéolo dentário e manteve a altura do rebordo alveolar residual em ratos. Estes resultados podem estar relacionados com a capacidade osteoindutora da sinvastatina, bem como com as suas propriedades anti-reabsorção, e concluíram que a administração local de sinvastatina transportada por PLGA promoveu a formação de novo osso no alvéolo dentário e manteve a altura do rebordo alveolar residual em ratos.

Jun-Beom Park et al. 2009(9p487) observaram que a sinvastatina demonstrou aumentar o volume do osso esponjoso, a formação óssea e a força de compressão do osso esponjoso. A aplicação local de sinvastatina demonstrou promover a cicatrização de fracturas, a injeção duas vezes por semana de sinvastatina pareceu reduzir a reabsorção óssea num modelo de periodontite induzida por ligadura e sugeriu-se que a estatina poderia inibir a reação inflamatória na doença periodontal. Os dados mecânicos e histológicos mostraram uma estabilidade superior e uma adaptação óssea na interface osso/implante para o grupo da sinvastatina e foi sugerido que a sinvastatina tem potencial como meio de aumentar o crescimento ósseo.

Zhou et al. 2009(41p467-479) sugeriram que os efeitos benéficos das estatinas podem não se dever apenas aos seus efeitos de redução do colesterol, mas também aos seus efeitos pleiotrópicos ou independentes do colesterol. Através destes chamados efeitos pleiotrópicos, as estatinas estão diretamente envolvidas na restauração ou melhoria da função endotelial, atenuando a remodelação vascular, inibindo a resposta inflamatória vascular e, talvez, estabilizando as placas ateroscleróticas. Estes efeitos das estatinas, independentes do colesterol, devem-se predominantemente à sua capacidade de inibir a síntese de isoprenóides e concluíram que a pleiotropia das estatinas - outrora considerada "demasiado boa para ser verdade" - é ainda um trabalho em curso. A maioria dos efeitos pleiotrópicos das estatinas é mediada pela inibição da síntese de isoprenóides, com subsequentes efeitos a jusante nas vias de sinalização de pequenas GTPases. Em particular, as estatinas podem levar a um aumento da expressão de genes ateroprotectores e à inibição de mediadores pró-inflamatórios. Estes benefícios incluem efeitos protectores endoteliais, aumentando a estabilidade das placas ateroscleróticas e inibindo a proliferação do músculo liso vascular e a agregação plaquetária. Resta saber até que ponto estes efeitos pleiotrópicos são responsáveis pelos benefícios clínicos da terapêutica com estatinas, para além do agente redutor do colesterol.

Hassan Rashidi et al. 2010(15p709) efectuaram um estudo em que compararam duas abordagens de combinação de estatinas com estruturas de engenharia de tecido ósseo. A sinvastatina foi combinada com um andaime de membrana de poli(lactido-co-glicolido) (PLGA) para libertação controlada por difusão através da dissolução da sinvastatina (dis-sim) na massa de fundição da membrana e para libertação controlada por degradação através da ligação covalente da sinvastatina saponificada (sap-sim) ao PLGA na massa de fiação. Foram observadas alterações reológicas e da morfologia da membrana dependentes da concentração com a sinvastatina saponificada, sugerindo a clivagem da ligação éster e a ligação covalente da estatina ao PLGA, mas não com a sinvastatina dissolvida. As membranas de sinvastatina dissolvida OPEN ACCESS Polymers apresentaram um perfil de libertação de decaimento logarítmico, enquanto as membranas de sinvastatina saponificada apresentaram uma libertação constante. Concluíram que a ligação covalente da sinvastatina a estruturas de PLGA mostra potencial para utilização como estrutura de libertação controlada para a engenharia de tecidos ósseos.

Y. Ayukawa et al. 2010(36p123) tiveram como objetivo investigar o efeito da sinvastatina na melhoria da formação óssea em torno de implantes de titânio. Ratos fêmeas com trinta semanas de idade receberam implantes de titânio puro em ambas as tíbias. Aos animais foi administrado intra-peritonealmente 0, 0,125, 1, 5 ou 10 mg kg^{-1} de sinvastatina diariamente. Após 30 dias, os animais foram sacrificados e os espécimes foram preparados. Foram obtidos o rácio de contacto ósseo do implante, a densidade óssea no canal medular e a percentagem de osso cortical. Foram também medidos marcadores de turnover ósseo utilizando soros recolhidos no momento da eutanásia. No canal medular, foi observada uma quantidade escassa de osso nos grupos 0, 0,125 e 1 mg kg^{-1}. Em contrapartida, nos grupos de 5 e 10 mg kg^{-1}, as trabéculas ósseas mais espessas eram abundantes. A química do soro mostrou que a estatina aumentou os marcadores de formação óssea e diminuiu os marcadores de reabsorção óssea. Concluíram que, embora a dose equivalente à utilizada em doentes humanos com hipercolesterolemia não tenha sido eficaz, uma dose de sinvastatina de 5 mg kg)1 ou superior aumentou a formação de osso medular à volta do titânio. Em contraste, não foi indicado qualquer efeito da sinvastatina no osso cortical pré-existente.

Newton et al. 2010(16p170) fizeram um estudo para examinar ultra estruturalmente a influência da sinvastatina na cicatrização óssea em defeitos criados cirurgicamente em mandíbulas de ratos. Fizeram um desenho de estudo em que defeitos ósseos com 0,8 mm de diâmetro foram criados na face vestibular das raízes dos primeiros molares mandibulares e preenchidos com gel de sinvastatina a 2,5%, enquanto os controlos foram deixados a cicatrizar espontaneamente. Os ratos foram mortos humanamente 7, 9, 11 ou 14 dias após a cirurgia, e os espécimes foram processados para microscopia eletrónica de varrimento e transmissão, bem como para imunomarcação com ouro coloidal da osteopontina. O osso alveolar regenerado nos defeitos tratados com sinvastatina apresentava espaços menores na medula óssea e as fibrilas de colagénio estavam regularmente compactadas, exibindo um aspeto de osso lamelar. A osteopontina estava presente através da matriz óssea durante a cicatrização da ferida e a regeneração do osso alveolar. Os autores concluíram que uma única aplicação tópica de gel de sinvastatina a 2,5% melhora a qualidade do novo osso e diminui a reabsorção óssea.

Wah Lay Tan et al. 2011(28p1) realizaram um estudo para identificar ensaios clínicos controlados e aleatórios e estudos de coorte prospectivos sobre alterações dimensionais dos tecidos duros e moles após a extração dentária. Apenas foram incluídos estudos que relatavam alterações dimensionais pós-extração não perturbadas em relação a um ponto de referência fixo durante um período de tempo claramente indicado e concluíram que o aspeto vestibular apresentava geralmente mais reabsorção do que o aspeto lingual/palatino. Observa-se um padrão de reabsorção de redução rápida nos primeiros 3 a 6 meses, seguido de uma redução gradual ao longo da vida.

Caceres et al. 2011(17p456) observaram que a sinvastatina exerce efeitos pleiotrópicos que incluem a modulação da inflamação e da sinalização celular. Realizaram um estudo e analisaram os efeitos da sinvastatina em várias respostas celulares envolvidas na reparação de tecidos, incluindo a adesão celular, a migração e invasão celular, a remodelação do citoesqueleto de actina e a viabilidade celular. Verificaram que a sinvastatina diminuía a adesão e a propagação das células sobre uma matriz de fibronectina. Alterou igualmente o fecho das feridas de raspagem induzidas em monocamadas de células e a invasão celular através de um sistema Transwell. As células tratadas com sinvastatina apresentaram um lamelipódio alterado com contactos de adesão focal pouco desenvolvidos e níveis reduzidos de ativação da integrina b1. Durante a propagação celular, a sinvastatina diminuiu a ativação de Rac. Concluíram que a sinvastatina pode alterar a migração celular ao perturbar as redes de sinalização celular que regulam a dinâmica do citoesqueleto de actina. Este mecanismo pode afetar a resposta das células mesenquimatosas gengivais durante a cicatrização de feridas.

Asai et al. 2012(34p221,2224) discutiram a sinvastatina tópica, que acelera a cicatrização de feridas na diabetes através do aumento da angiogénese e da regulação da linfangiogénese da apoptose e da diferenciação capilar, essenciais para o desenvolvimento de linfáticos funcionais durante a cicatrização de feridas. Os autores sugeriram que a sinvastatina tópica pode estimular a linfangiogénese direta e indiretamente através da estimulação dos macrófagos. A remodelação vascular induzida pela sinvastatina pode ter potencial terapêutico em doentes com disfunção microvascular, como a úlcera do pé diabético, uma das principais causas de morbilidade na crescente população de doentes com diabetes.

Farsaei et al. 2012(26p239) discutiram o papel potencial das estatinas na cicatrização de feridas. As estatinas, devido aos seus diversos efeitos pleiotrópicos independentes das suas actividades de redução dos lípidos, são potencialmente consideradas uma nova modalidade terapêutica para diferentes condições patológicas, como a psoríase, a sépsis, a alopecia, a cicatrização de feridas e outras doenças inflamatórias. Os efeitos pleiotrópicos de largo espetro das estatinas incluem actividades anti-inflamatórias, antioxidantes, imunomoduladoras e antibacterianas, bem como a melhoria da função microvascular e da reperfusão, e diferentes modelos animais sugerem que têm efeitos úteis no processo de cicatrização de feridas. Consideraram o impacto prognóstico das estatinas em diferentes aspectos do processo de cicatrização de feridas, a aplicação de estatinas na cicatrização de feridas é racional e parece promissora.

Ta et al. 2013(7p3895) discutiram sobre estatinas administradas por via oral e sua degradação durante o metabolismo de primeira passagem no fígado. O seu objetivo era evitar esta degradação através do desenvolvimento de uma formulação de sinvastatina administrada localmente, encapsulada em microesferas de poli(ácido lático-co-glicólico)/hidroxiapatite (SIM/PLGA/HAp) com propriedades de libertação controlada. O efeito desta formulação de sinvastatina na reparação óssea foi testado utilizando um modelo de ratinho de ponte de fratura com um enxerto de osso necrótico. A sinvastatina libertada durante 12 dias a partir de 3 mg e 5 mg de SIM/PLGA/HAp foi de 0,03-1,6 µg/dia e 0,05-2,6 µg/dia, respetivamente. O SIM/PLGA/HAp estimulou significativamente a formação de calo à volta da área reparada e aumentou a neovascularização e o crescimento de células no osso necrótico enxertado na semana 2 após a cirurgia. Na semana 4, tanto 3 mg como 5 mg de SIM/PLGA/HAp aumentaram a neovascularização, mas apenas 5 mg de SIM/PLGA/HAp aumentaram o crescimento celular no osso necrótico. A dose baixa de sinvastatina libertada do SIM/PLGA/HAp aumentou a formação inicial de calos, a neovascularização e o crescimento de células no osso enxertado, indicando que o SIM/PLGA/HAp facilita a regeneração óssea. Sugeriram que o SIM/PLGA/HAp deveria ser desenvolvido como um agente osteoindutor para tratar a osteonecrose ou em combinação com um suporte osteocondutor para tratar defeitos ósseos graves.

George et al. 2013(32p1) avaliaram as propriedades anti-inflamatórias da sinvastatina (SIM), um medicamento anabólico ósseo, em comparação com o esteroide comum hexacetonida de triancinolona (TH) na artrite experimental da ATM de ratos em crescimento. Eles concluíram que :

1) As injecções intra-articulares de CFA induzem respostas inflamatórias nas áreas retro-discais da ATM que duram pelo menos 1 mês; e

2) Injecções simultâneas de 0,5 mg de sinvastatina podem inibir estas respostas inflamatórias, com pouco impacto na capacidade do animal para comer e ganhar peso.

Em alternativa, as injecções simultâneas de corticosteróides foram menos eficazes na redução da inflamação induzida pela CFA, com menor ganho de peso e sem potencial anabólico ósseo.

Alsheikh et al. 2014(42p1,8) discutiram o efeito da sinvastatina e da atorvastatina na vitamina D sérica e na densidade mineral óssea em pacientes hipercolesterolémicos. Realizaram um estudo comparativo aleatório e transversal e os indivíduos foram divididos em dois grupos: participantes hipercolesterolémicos que tomavam sinvastatina ou atorvastatina como grupo de estudo e um grupo de controlo correspondente que não tomava estatinas. Todos os participantes foram avaliados quanto à 25OHD sérica e à DMO na coluna lombar e no colo do fémur. Foi incluído no estudo um total de 114 participantes, 57 participantes em cada grupo. Os resultados do 25OHD sérico não mostraram diferenças significativas entre os grupos de estudo e de controlo, enquanto os resultados da DMO da coluna lombar e do colo do fémur mostraram diferenças significativas. Concluíram que a sinvastatina e a atorvastatina, em qualquer dose e por um período superior a um ano, não têm qualquer efeito aditivo no nível de 25OHD, mas têm um efeito positivo na DMO da coluna lombar e do colo do fémur.

Girog et al. 2015 (35p1) discutiram o facto de o sucesso dos implantes ósseos na presença de osteoporose ser limitado pela falta de osseointegração entre o implante e o osso natural. Este estudo aplicou um processo eletroquímico para depositar revestimentos de sinvastatina-nanohidroxiapatite (HA) em superfícies porosas de implantes e investigou os efeitos destes revestimentos de sinvastatina-HA em superfícies de implantes num modelo animal de osteoporose. Neste estudo, os implantes revestidos com sinvastatina-HA foram inseridos na tíbia de ratos osteoporóticos. Após 2, 4 e 12 semanas, o tecido foi retirado para avaliação histomorfométrica. Os resultados indicaram que os revestimentos de sinvastatina-HA aumentaram o contacto osso-implante e a formação de novo osso à volta das superfícies dos implantes. Em conclusão, os implantes carregados com sinvastatina através de um processo eletroquímico melhoraram a osseointegração do implante em ratos osteoporóticos. Além disso, observaram que o aumento da concentração de sinvastatina poderia afetar a osseointegração, mas os efeitos da dose também necessitam de uma investigação mais aprofundada.

Maria et al. 2015(1p578,585) discutiram a eficácia da sinvastatina na regeneração óssea após a remoção cirúrgica de terceiros molares inferiores. Realizaram um estudo em alvéolos de terceiros molares inferiores para estudar a eficácia do medicamento, implantando-o em alvéolos (grupo experimental) e foram feitas observações durante 3 meses para comparar a cicatrização com o (grupo de controlo). Discutiram também os efeitos positivos da sinvastatina, tais como o "arranque" da cascata de osteogénese no enxerto ósseo, a melhoria da densidade óssea trabecular, a disponibilidade mais precoce de factores de crescimento e de BMP, a promoção da consolidação precoce do enxerto, a aceleração da mineralização do enxerto, a melhoria da regeneração óssea e a atuação como ativador na cicatrização de feridas.

Werlang et al. 2015(8p95) exploraram os efeitos pleiotrópicos das estatinas, discutiram a utilização atual das estatinas para a regeneração óssea, particularmente no que diz respeito à entrega controlada baseada em biomateriais, e oferecem perspectivas sobre os desafios e direcções futuras desta área emergente da engenharia do tecido ósseo. As estatinas apresentam uma gama impressionante de efeitos no corpo humano e podem ser utilizadas para uma grande variedade de aplicações potenciais para além da hiperlipidemia, incluindo a medicina de transplantes, as doenças infecciosas e as perturbações neurológicas. Em particular, as estatinas são muito promissoras como agente terapêutico no domínio da regeneração óssea e da engenharia do tecido ósseo. Embora a administração sistémica de estatinas nas doses terapêuticas actuais tenha mostrado resultados contraditórios no que diz respeito à prevenção da osteoporose, os estudos pré-clínicos in vivo da administração local de estatinas a partir de estruturas demonstraram que a libertação local parece ser uma solução atraente para o problema da manutenção de doses terapêuticas na área afetada, minimizando os efeitos secundários indesejáveis.

Raposio et al. 2016(43p13) avaliaram a eficácia da aplicação tópica de creme à base de Sinvastatina no tratamento de úlceras cutâneas vasculares crónicas, comparando este tipo de tratamento com um penso à base de colagénio, comprovadamente eficaz no tratamento de úlceras. Foram estudadas 20 úlceras em 2 grupos de doentes escolhidos aleatoriamente durante um mês. No primeiro grupo, foi administrado topicamente um creme à base de sinvastatina a 0,5%, enquanto o segundo grupo (controlo) foi tratado com um medicamento absorvível à base de colagénio bovino tipo I. Todas as semanas, a evolução da cicatrização das feridas foi observada em ambos os grupos e as úlceras foram fotografadas. A taxa de cicatrização da ferida foi calculada considerando a alteração absoluta da área e pela fórmula, sendo ambos os conjuntos de dados relacionados com os dias compreendidos no estudo, de modo a calcular a taxa de cicatrização por dia. O ponto final do estudo é igual às alterações temporais das áreas das úlceras. No final do estudo, ao considerar a alteração absoluta da área, o grupo experimental parecia cicatrizar melhor e mais rapidamente do que o grupo de controlo, embora as diferenças entre os grupos não fossem estatisticamente significativas. Por outro lado, as taxas de cicatrização das feridas nos grupos experimental e de controlo foram de 46,88% e 64%, respetivamente, revelando diferenças estatisticamente significativas. Concluíram que a aplicação tópica de um creme à base de sinvastatina provou ser bem tolerada mas não eficaz no tratamento de úlceras vasculares da perna num período de 4 semanas.

Sherif et al. 2016(5p283) realizaram um estudo para comparar as quantidades de reabsorção que ocorrem no alvéolo de extração cicatrizado deixado a cicatrizar espontaneamente com a quantidade de reabsorção que ocorre no alvéolo de extração cicatrizado preenchido com gel de sinvastatina. Os primeiros molares direito e esquerdo foram extraídos de 20 mandíbulas de ratos. Os alvéolos de extração do lado direito (Experimental) foram preenchidos com gel de sinvastatina a 2,5%, enquanto os alvéolos do lado esquerdo (Controlos) foram deixados a cicatrizar espontaneamente. Os ratos foram sacrificados humanamente na 1ª, 2ª, 3ª e 4ª semanas de pós-operatório, e a altura e largura dos espécimes foram medidas com um paquímetro ósseo. O resultado foi que a altura médio-bucal, bem como a largura vestibulolingual do osso alveolar no lado tratado com sinvastatina, era relativamente mais alta e mais espessa do que no lado de controlo, indicando que tinha ocorrido menos reabsorção nesse lado. Assim, proporcionando uma melhoria adicional da quantidade de osso. Além disso, a aplicação tópica é um procedimento conveniente em cirurgia oral.

Nausheer Ahmed et al. 2017(3p106) realizaram um estudo para avaliar a eficácia da sinvastatina na formação óssea em alvéolos de extração e concluíram que a aplicação local de sinvastatina induz a formação óssea em alvéolos de extração. Foram seleccionados 15 pacientes submetidos a extração dos quatro primeiros pré-molares com base nos critérios de inclusão e exclusão. As cavidades de extração dos pré-molares esquerdos (24 e 34) foram consideradas como casos e os pré-molares direitos (14 e 44) como controlos. No total, foram atribuídos 30 locais de extração a cada grupo. Foi efectuada uma extração atraumática em todos os casos, após a qual foi colocada sinvastatina misturada com esponja de gelatina nos alvéolos de extração dos 24 e 34, enquanto que nos 14 e 44 foi colocada apenas esponja de gelatina. Todas as cavidades foram então fechadas com vicryl 3-0. Os pacientes foram mantidos em acompanhamento e as complicações, como alvéolo seco, dor e inchaço, foram registadas. Foram tiradas radiografias intra-orais peri-apicais imediatamente após a extração e no 2º e 4º mês para registar as alterações na densidade do osso alveolar. As medidas radiográficas foram comparadas e as diferenças foram analisadas estatisticamente. Concluíram que a aplicação local de sinvastatina induz a formação óssea em alvéolos de extração. A aplicação é muito simples e proporciona uma forma muito económica de regeneração óssea mais rápida após a extração dentária.

Gultekin et al. 2018(45p149) discutiram muitas formas de regenerar o osso para colocar os implantes com as dimensões desejadas. A regeneração óssea guiada, o enxerto de alvéolo, o enxerto de bloco ósseo de aloenxerto e o enxerto de bloco ósseo autógeno intra e extraoral são as abordagens de tratamento mais populares para reconstruir tecidos duros. O enxerto ósseo autógeno continua a ser considerado o padrão de ouro para a reconstrução de tecidos duros. Para além disso, foram discutidos muitos biomateriais de suporte disponíveis que são utilizados como modelos para a formação de novo osso. Estes biomateriais são úteis não só para eliminar a utilização de enxertos ósseos autógenos, mas também para diminuir a morbilidade dos doentes. Outra vantagem da utilização de biomateriais na regeneração de tecidos é a redução da curva de aprendizagem dos tratamentos, facilitando as abordagens operatórias.

Saikrishna Degala et al. 2018(4p1486) realizaram um estudo sobre a eficácia da sinvastatina na regeneração óssea após a extração cirúrgica de terceiros molares impactados bilateralmente e indicaram que a aplicação local de sinvastatina poderia ser uma forma simples e económica de estimular e acelerar a regeneração óssea. Realizaram um ensaio aleatório, de boca dividida, simples-cego e de centro único em 30 pacientes de 18 a 40 anos de idade que necessitavam de extração cirúrgica de terceiros molares inferiores impactados bilateralmente. Estes pacientes foram submetidos a 2 sessões cirúrgicas, com extração de 1 terceiro molar em cada sessão. Cada participante foi aleatoriamente designado para receber gelfoam embebido em soro fisiológico normal ou com o fármaco sinvastatina (10 mg) na primeira sessão e foram cegados para a utilização do fármaco para aquela cavidade específica. O regime alternativo foi utilizado durante a segunda sessão. O estudo foi efectuado durante um período de 3 meses. Os pacientes foram avaliados quanto à dor, ao inchaço pós-operatório e à medição e análise da densidade óssea utilizando radiografias periapicais intra-orais ao fim de 1, 4, 8 e 12 semanas, respetivamente. Para além disso, foram obtidas imagens de tomografia computorizada de feixe cónico (CBCT) para um em cada cinco pacientes no final de 12 semanas. O estudo foi estatisticamente e radiograficamente favorável ao medicamento, indicando que a aplicação local de sinvastatina poderia ser uma forma económica e simples de estimular e acelerar a regeneração óssea.

Srinivas, et al. 2018(18p28) conceberam um estudo para avaliar e comparar a cicatrização de feridas e a regeneração óssea em alvéolos de extração com e sem PRF utilizando o potencial da CBCT na determinação da densidade óssea e da altura do osso alveolar em comparação com os métodos anteriores para resultados previsíveis com e sem PRF. No estudo, foi observada uma quantidade apreciável de regeneração óssea no grupo experimental, em comparação com os locais de controlo onde não foi utilizado o PRF, o que comprova a utilização do PRF como um material autólogo barato para a preservação do alvéolo e futura reabilitação.

Sameh et al. 2018(21p41) discutiram os tipos de feridas e o processo de cicatrização de feridas, a vantagem da nanosizing na cicatrização de feridas, géis e caracteres de hidrogel e a aplicação aprovada da sinvastatina topicamente na cicatrização de feridas através da promoção da epitelização e da atividade antibacteriana. A sinvastatina mostrou actividades diferentes, em vez da redução do colesterol, é considerada uma candidata promissora para melhorar o processo de cicatrização através da melhoria do processo de angiogénese e da melhoria da epitelização, pode suprimir o crescimento bacteriano apenas de bactérias gram positivas, o que pode ajudar a controlar as feridas infectadas, pode ser utilizada topicamente como hidrogel para acelerar a cicatrização sem toxicidade sistémica e para fornecer uma concentração mais elevada no local da ferida, a nano-espessura das partículas de sinvastatina pode aumentar a sua solubilidade, dissolução, permeação cutânea e biodisponibilidade devido ao facto de as nanopartículas terem uma maior absorção intracelular do que as micropartículas. A combinação de hidrogéis com nanopartículas poliméricas de fármaco pode ser a melhor recomendação para uma terapia tópica eficaz de cicatrização de feridas.

Jia Chang et al. 2019(12p9) tiveram como objetivo avaliar o potencial osteopromotor, bem como as propriedades de cicatrização dos tecidos moles e da cartilagem da articulação temporomandibular (ATM) da sinvastatina, resumindo a sua eficácia no tratamento dentário atual dos defeitos periodontais do osso e dos tecidos moles e da artrite da articulação temporomandibular (ATM) a partir dos estudos disponíveis em animais e humanos. Observaram que a administração de sinvastatina apresenta resultados de tratamento positivos em toda a gama de terapias investigadas nas regiões orais, como o controlo da infeção periodontal, a regeneração óssea periodontal e alveolar, o enxerto de tecidos moles, a redução da inflamação da ATM e a reparação da cartilagem. O seu mecanismo de ação inclui a estimulação da formação óssea, a promoção da cicatrização dos tecidos moles, o aumento da espessura da cartilagem articular e condilar, bem como a redução da inflamação nos locais de cirurgia nas perturbações da ATM. A administração de sinvastatina é benéfica para a cicatrização do osso e da cartilagem orais.

Eliasbet Roca-Millan et al. 2019(11p1) tiveram como objetivo analisar o efeito da aplicação local de estatinas na regeneração de defeitos ósseos não periodontais e observaram que a aplicação local de estatinas poderia ser uma estratégia terapêutica promissora para a regeneração de defeitos ósseos e promover a cicatrização de defeitos críticos de tamanho ósseo devido aos seus aparentes efeitos osteogénicos e angiogénicos. Concluíram que a aplicação de estatinas juntamente com o tratamento periodontal mecânico reduz significativamente o nível de inserção clínica e os defeitos ósseos periodontais.

Farinaz Shirban et al. 2020(20p31,39) sugeriram que as estatinas possuem um efeito benéfico notável na periodontite crónica, na perda óssea alveolar, na osteointegração de implantes, nas células da polpa dentária, no movimento dentário ortodôntico e subsequente recidiva, na cicatrização de tecidos (cicatrização de feridas/ossos) e na função das glândulas salivares, bem como apresentam propriedades anticancerígenas na cavidade oral. Com base nas conclusões contidas na presente revisão, consideraram que era provavelmente seguro sugerir que o uso local ou mesmo sistémico de estatinas deveria ser considerado como um agente terapêutico novo, seguro, barato e muito acessível para melhorar vários aspectos da saúde oral e dentária.

Tahamtan et al. 2020(20p2) discutiram sobre as estatinas, que exercem uma variedade de efeitos benéficos em diferentes aspectos da saúde oral, o que inclui os seus efeitos positivos no metabolismo ósseo, as suas propriedades anti-inflamatórias e antioxidantes e os seus potenciais efeitos na epitelização e cicatrização de feridas. Além disso, possuem propriedades antimicrobianas, antivirais e fungicidas, o que torna esta classe de fármacos atractiva para o campo das doenças periodontais e da saúde oral e dentária. No entanto, tanto quanto sabemos, não existe até à data nenhum estudo abrangente que tenha investigado os efeitos das estatinas em diferentes aspectos da saúde dentária e oral. Por conseguinte, o objetivo principal foi rever o efeito das estatinas na saúde dentária e oral. Os resultados da sua extensa revisão indicaram que as estatinas têm efeitos notáveis e promissores em vários aspectos da saúde dentária e oral, incluindo a periodontite crónica, a perda de osso alveolar devido à extração ou à periodontite crónica, a osteointegração de implantes, as células da polpa dentária, o movimento dentário ortodôntico e a recidiva ortodôntica, a cicatrização dos tecidos (ferida/cicatrização óssea), a função das glândulas salivares e, finalmente, os efeitos anticancerígenos. Assim, as estatinas podem ser consideradas como agentes terapêuticos novos, seguros, baratos e amplamente acessíveis para melhorar diferentes aspectos da saúde dentária e oral.

Yazdanian et al. 2021(44p2103) discutiram a regeneração óssea e dentária, na qual a coordenação da natureza e da medicina nos proporcionou uma grande oportunidade para gerir um amplo espetro de doenças esqueléticas, com elevada eficiência. Esta área das ciências clínicas tem sido revolucionada com o advento de novas abordagens na síntese de materiais funcionais e na descoberta de novos compostos naturais, nos últimos anos. Os principais aspectos da promoção estrutural destes órgãos, nomeadamente a construção de andaimes e a osteogénese, têm sido cobertos com opções naturais ou semi-naturais através das abordagens bimoleculares inovadoras acima mencionadas.

Mozzati et al. 2022(19p1) discutiram os concentrados de plaquetas autólogos (APCs) que se revelaram eficazes para melhorar a cicatrização do alvéolo alveolar após a extração dentária, acelerando o encerramento do alvéolo e contrariando a reabsorção óssea alveolar. Os factores de crescimento concentrados (CGFs) são um dos mais recentes APCs desenvolvidos, e o seu efeito no processo de cicatrização do alvéolo ainda tem de ser confirmado. Os CGFs representam uma opção adjuvante eficaz para uma cicatrização segura e previsível do alvéolo pós-extração na fase inicial de cicatrização. As pontuações EVA significativamente mais baixas e a ausência de complicações pós-cirúrgicas no grupo de teste confirmam os benefícios dos CGFs não só para promover a cicatrização dos tecidos, mas também para controlar o desconforto do paciente, a partir do primeiro dia após a cirurgia.

MATERIAIS E MÉTODO

TIPO DE ESTUDO

O estudo foi um estudo prospetivo e aleatório realizado para determinar o efeito da sinvastatina aplicada localmente na cicatrização de alvéolos de extração.

FONTE DE DADOS

O estudo foi realizado no Departamento de Cirurgia Oral e Maxilofacial do Buddha Institute of Dental Sciences and Hospital, Patna. O estudo foi aprovado pelo comité de ética de acordo com as directrizes relevantes. Os objectivos do estudo foram explicados a todos os pacientes incluídos no estudo e foi obtido o consentimento informado por escrito de todos os participantes.

POPULAÇÃO ESTUDADA

Este estudo incluiu 30 pacientes entre os 18 e os 45 anos de idade com indicação para extração de dentes molares inferiores.

CRITÉRIOS DE INCLUSÃO

(a)   Pacientes do sexo masculino e feminino.

(b)   Idade 18-45 anos.

(c)   Doentes clinicamente aptos para ASA I, II.

(d)   Os dentes a extrair devem ter um mínimo de alterações periapicais radiograficamente.

(e)   Molares mandibulares indicados para extração.

CRITÉRIOS DE EXCLUSÃO

(a) Paciente medicamente abrangido pela ASA III,IV,V,VI.

(b) Dentes que apresentavam grandes alterações periapicais radiograficamente evidentes.

(c) Sem antecedentes de gravidez.

(d) Sem historial de radioterapia ou quimioterapia na região da cabeça e do pescoço.

(e) Doentes com qualquer perturbação hemorrágica ou qualquer doença sistémica que afecte o metabolismo ósseo.

(f) Falta de vontade de efetuar um acompanhamento a longo prazo

SEQUÊNCIA DOS CUIDADOS AO DOENTE

Ao apresentarem-se na nossa unidade, foi feita uma anamnese e um exame sistemático dos doentes, em função das suas queixas principais. Em seguida, foram efectuados os exames hematológicos e radiográficos necessários.

CONCEPÇÃO DO ESTUDO

Foram incluídos no estudo 30 pacientes que necessitavam de remoção de molares inferiores. Antes de os incluir no estudo, foi efectuada uma história clínica e uma revisão dos medicamentos recentes e concomitantes. Os pacientes foram então avaliados com base em critérios de inclusão e exclusão pré-determinados. Os doentes que cumpriram e concordaram com os critérios do estudo e que assinaram o consentimento informado foram incluídos no estudo. Os pacientes foram divididos em dois grupos, cada grupo com 15 pacientes. Em cada paciente, a remoção de 1st ou 2nd molares mandibulares foi efectuada em condições assépticas.

PREPARAÇÃO DE ESPONJA DE GELATINA IMPREGNADA COM SINVASTATINA (GELFOAM)

Um comprimido de 10 mg de sinvastatina foi triturado até se tornar um pó fino. Este pó foi depois dissolvido em 2 ml de solução salina normal para formar uma solução de sinvastatina. Uma esponja de gelatina absorvível foi mergulhada nesta solução para formar uma preparação de gelfoam impregnada de sinvastatina.

ARMAMENTARIUM

Em geral, o armamento utilizado para realizar o processo de extração foi o seguinte:

1. Luvas esterilizadas
2. Espelho bucal
3. Sonda
4. Pinça
5. Seringa descartável
6. Cloridrato de lidocaína 2% com adrenalina 1:80000
7. Elevador periosteal
8. Elevador dentário
9. Pinça de extração
10. Peças de gaze
11. Forquilha da artéria
12. Simvastatina comprimidos
13. Esponja de gelatina absorvível (Gelfoam)
14. Solução salina normal

15. Pilão motorizado

16. Gallipot

17. Suporte de agulha

18. Pinça para tecidos Adson

19. Tesoura

20. Sutura de seda 3-0

PROCEDIMENTO CIRÚRGICO

Foi seguido um protocolo cirúrgico padronizado para todos os pacientes. Os pacientes foram obrigados a deitar-se em posição supina numa cadeira dentária. Todos os pacientes foram aconselhados a usar colutório de clorexidina para enxaguamento oral antes do procedimento. Foram efectuados os procedimentos habituais de colocação de campos cirúrgicos. O local da cirurgia foi anestesiado com bloqueio dos nervos alveolar inferior, lingual e vestibular longo. O agente anestésico utilizado foi o cloridrato de lignocaína a 2% com adrenalina na concentração de 1:80.000 como vasoconstritor.

GRUPO 1 (CASO) - Após uma assepsia adequada e a obtenção de anestesia adequada, o dente foi extraído cuidadosamente, com um reflexo mínimo nos tecidos moles e sem causar qualquer dano ao osso alveolar subjacente, seguido de uma irrigação suave do alvéolo e da obtenção de hemostasia. Após a extração, foi colocada uma preparação de gelfoam impregnada com sinvastatina nas cavidades de extração e fixada com sutura.

GRUPO 2 (CONTROLO) - Após uma assepsia adequada e a obtenção de uma anestesia adequada, o dente foi extraído cuidadosamente, com uma reflexão mínima dos tecidos moles e sem causar qualquer dano ao osso alveolar subjacente, seguido de uma irrigação suave do alvéolo, tendo sido alcançada a hemostase. Após a extração, apenas foi colocada uma esponja de gelatina nas cavidades de extração e fixada com sutura.

Todos os doentes foram avaliados no pós-operatório no dia 1st , no dia 3rd , no dia 7th , para avaliar a dor, o inchaço, os sinais de infeção e a cicatrização tardia, no dia 7th , no dia 14th e no dia 21st para avaliar as alterações dos tecidos moles e no dia 1st e no dia 3rd para avaliar as alterações da densidade óssea.

AVALIAÇÃO DA DOR

A dor, sendo um sintoma subjetivo, foi avaliada utilizando uma escala visual analógica (EVA) de 10 pontos, com uma pontuação de 0 (sem dor ou desconforto), 1 - 3 (dor ligeira), 4 - 6 (dor moderada) e 7 - 10 (dor intensa) nos dias 1, 3, 7 do pós-operatório

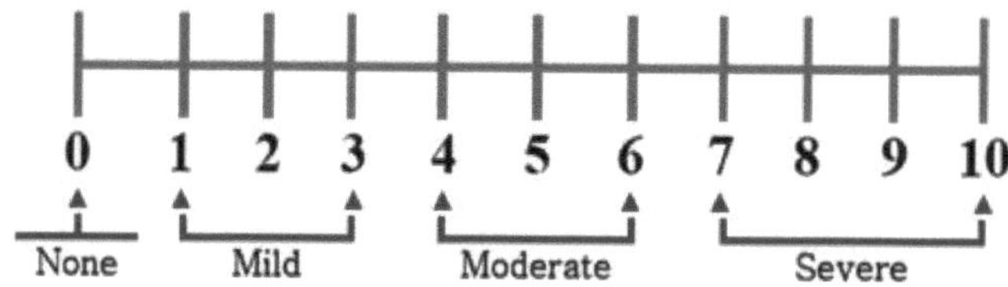

Escala visual analógica (EVA)

AVALIAÇÃO DO INCHAÇO

No pré-operatório, o inchaço foi avaliado no primeiro, terceiro e sétimo dia pós-operatório. O inchaço foi classificado como: - 0, 1, 2, 3, conforme mencionado na tabela (13p4) nos dias 1, 3 e 7 do pós-operatório. As observações foram registadas para análise estatística.

Grades — Criteria for assessing post- operative swelling

Grades	Criteria for assessing post- operative swelling
Grade 0	No swelling
Grade 1	Edema that involves the alveolar mucosa buccally and/or lingually (intraorally)
Grade 2	Edema that involves the alveolar mucosa buccally and/or lingually and involves the cheek (extraorally) to the lower border of the mandible
Grade 3	Edema that involves the alveolar mucosa buccally and/or lingually and involves the cheek (extraorally) below the lower border of the mandible

AVALIAÇÃO DA CURAÇÃO DE FERIDAS (Cicatrização de tecidos moles)

O estado de cicatrização da ferida foi avaliado com a ajuda do índice de tecidos moles dado por Landry e Turnbull (14p1273), classificado como 1 = Muito mau, 2 = Mau, 3 = Bom, 4 = Muito bom, 5 = Excelente no dia pós-operatório 7th, 14th e 21st

Pontuação	Sinais clínicos
Índice de cura 1 : Muito mau	Cor do tecido $>=$ 50 % do vermelho gengival Resposta à palpação :Hemorragia Tecido de granulação : Presente Margem da incisão: Não epitelizada com perda de epitélio para além da margem da incisão Supuração : Presente
Índice de cura 2 : Fraco	Cor do tecido $>=$ 50 % do vermelho gengival Resposta à palpação : Hemorragia Tecido de granulação : Presente Margem da incisão: Não epitelizada com tecido conjuntivo exposto
Índice de cura 3 : Bom	Cor do tecido $>=$ 25 % e $<$ 50 % do vermelho gengival Resposta à palpação : Sem hemorragia Tecido de granulação : Nenhum

	Margem da incisão: Nenhum tecido conjuntivo exposto
Índice de cura 4 : Muito bom	Cor do tecido < 25 % do vermelho gengival Resposta à palpação : Sem hemorragia Tecido de granulação : Nenhum Margem da incisão: Nenhum tecido conjuntivo exposto
Índice de cura 5 : Excelente	Cor do tecido: Todo o tecido é cor-de-rosa Resposta à palpação : Sem hemorragia Tecido de granulação : Nenhum Margem da incisão: Nenhum tecido conjuntivo exposto

AVALIAÇÃO DA DENSIDADE ÓSSEA

A regeneração óssea foi avaliada através de tomografia computorizada de feixe cónico (CBCT). O primeiro exame foi efectuado imediatamente após a extração, seguido de um segundo exame que foi efectuado no pós-operatório após 3 meses, tanto para o Grupo A como para o Grupo B.

As imagens foram analisadas utilizando o software i-CAT Vision para o cálculo da densidade óssea na unidade Hounsfield, tanto para o alvéolo de extração mesial como distal, separadamente. Os parâmetros de imagem foram normalizados e aplicados a todas as imagens que foram tiradas após a extração e no pós-operatório no dia 90th .

PASSOS

❖ Foi traçada uma linha de referência horizontal ao nível cervical do dente, de mesial para distal.

❖ A linha de referência vertical foi traçada tangencialmente a partir da linha de referência cervical do alvéolo de extração mesial e distal, separadamente.

❖ Foram seleccionados três pontos,

Ponto A - na linha de referência cervical

Ponto B - a meio da linha vertical de referência que se encontrava aproximadamente no centro da tomada

Ponto C - na base da linha vertical de referência que se encontrava aproximadamente na base

da tomada

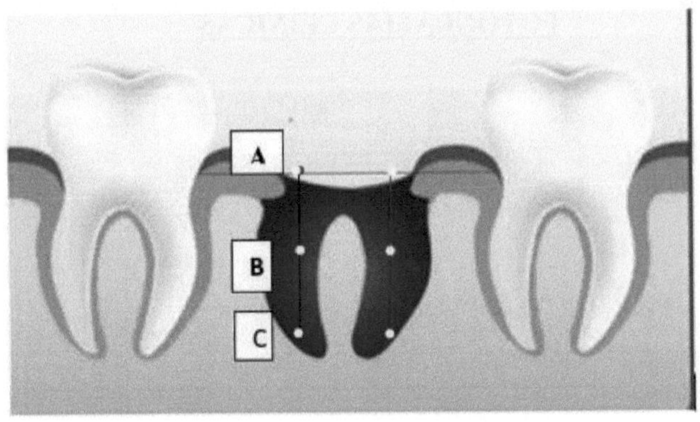

❖ Foi selecionada uma área de 2 mm^2 em todos os três pontos e a densidade óssea média foi calculada em três pontos

❖ O valor da densidade óssea média foi negativo, ou seja, não relevante em todos os doentes, pelo que excluímos este ponto do nosso estudo.

❖ Para cada alvéolo, a média da densidade óssea do ponto B e do ponto C foi calculada coletivamente e a densidade óssea de cada alvéolo de dente extraído foi obtida.

Os valores foram registados de forma semelhante para todos os doentes.

FOTOGRAFIAS CLÍNICAS

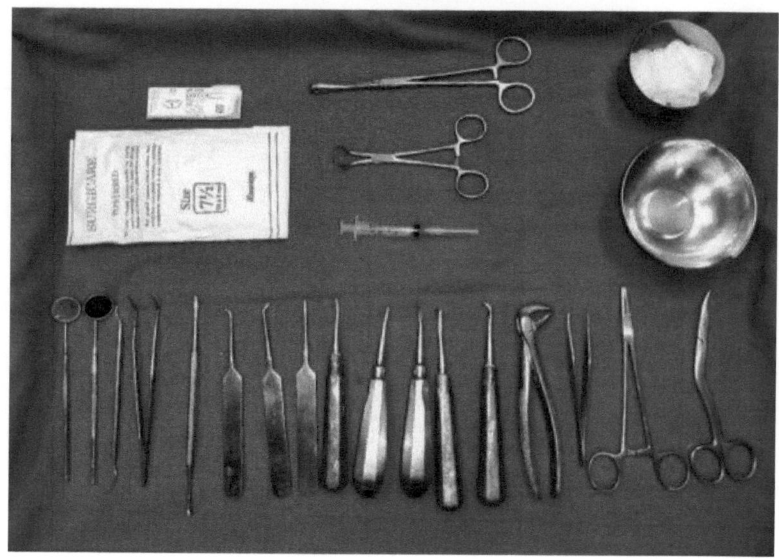

Figura 1: Armamento

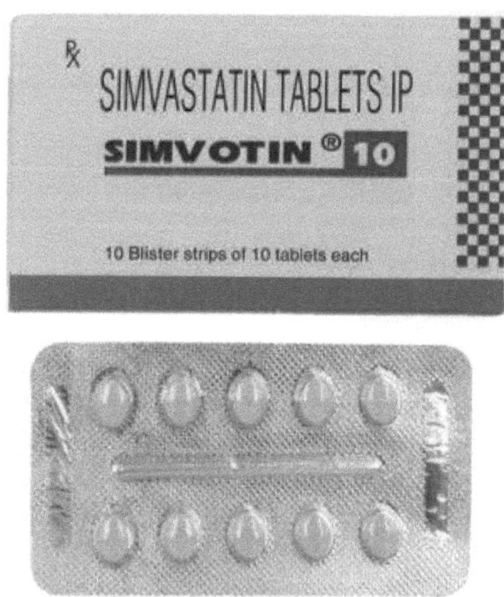

Figura 2: Comprimidos de sinvastatina

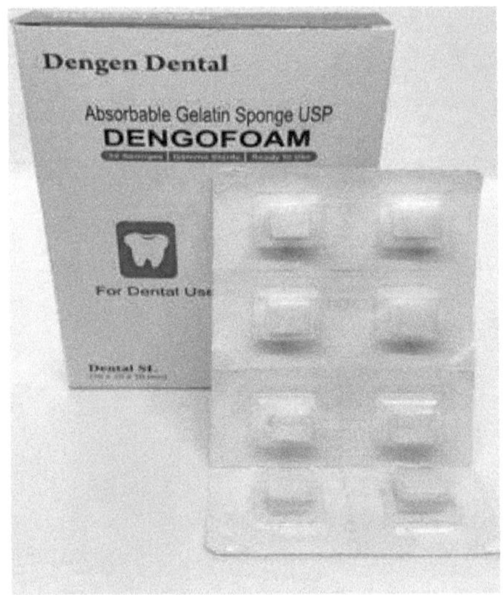

Figura 3: Gelfoam

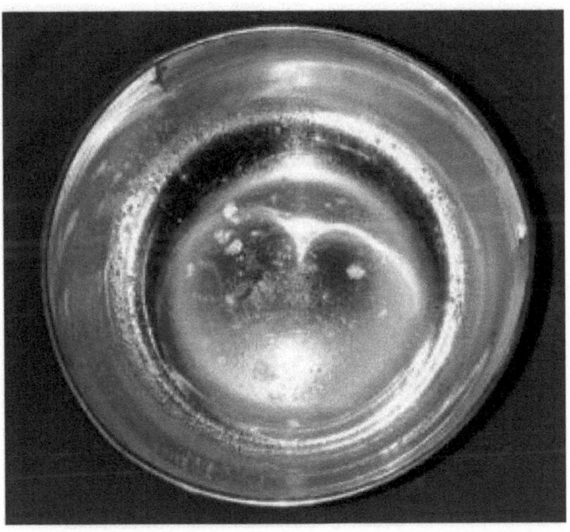

Figura 4: Comprimido esmagado de Simvaststin dissolvido em 2 ml de soro fisiológico

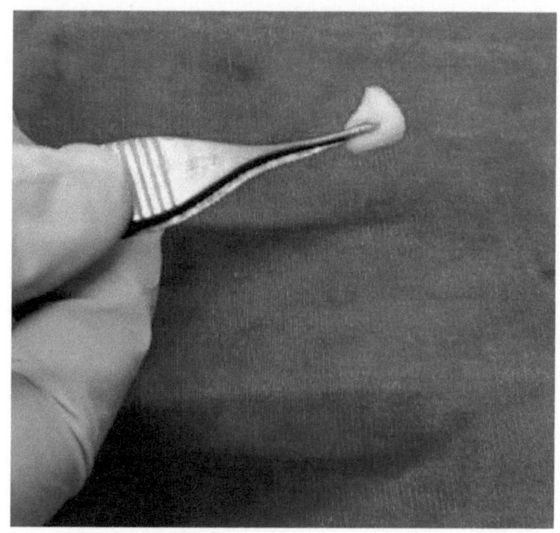

Figura 5: Esponja de gelatina impregnada com sinvastatina

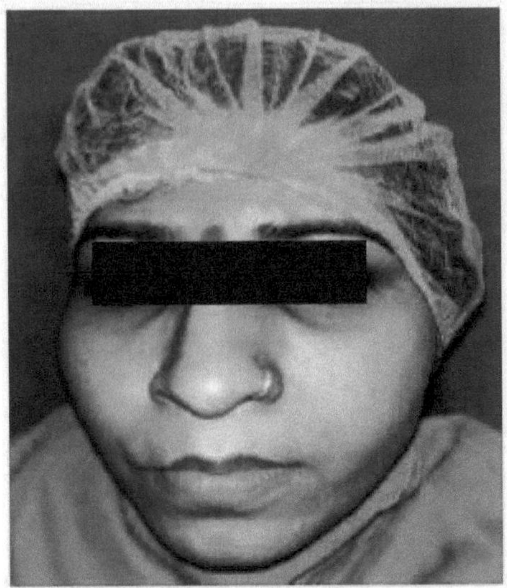

Figura 6: Perfil do doente

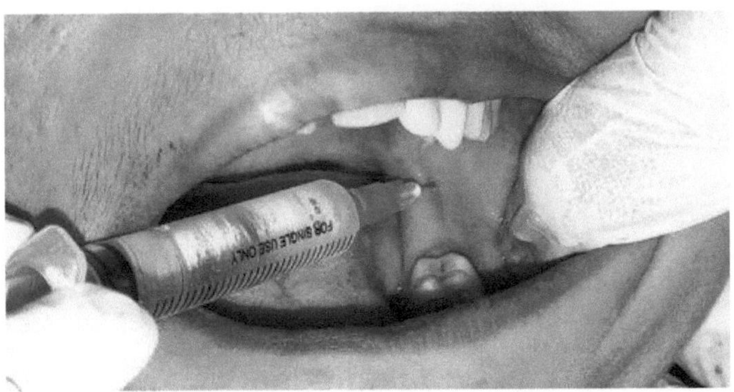

Figura 7: Aplicação de anestesia local

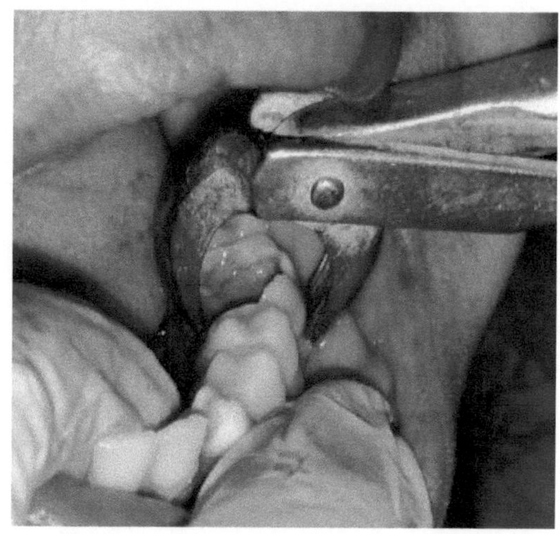

Figura 8: Extração de dente em processo

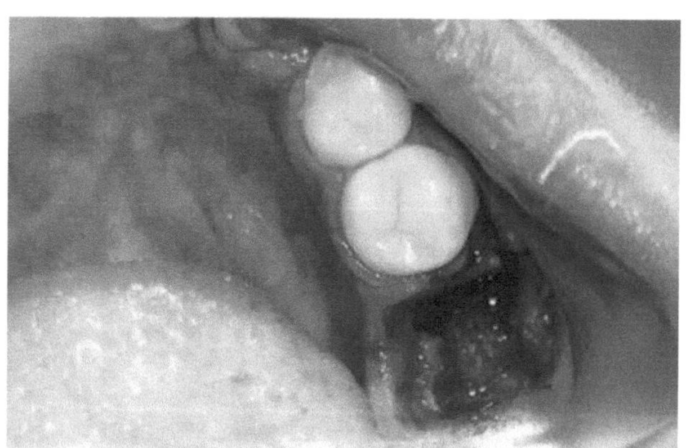

Figura 9: Tomada extraída

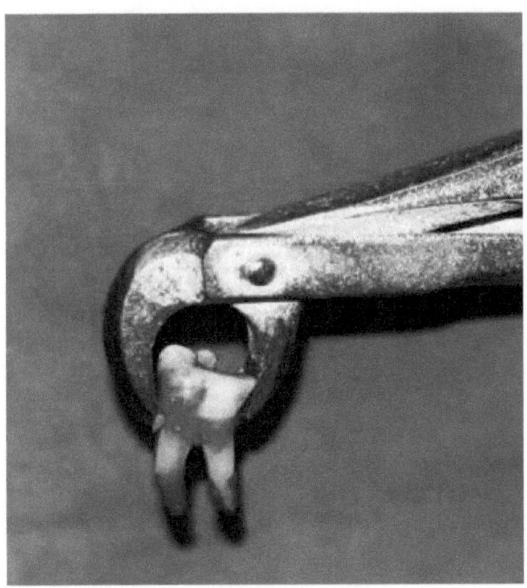

Figura 10: Dente extraído

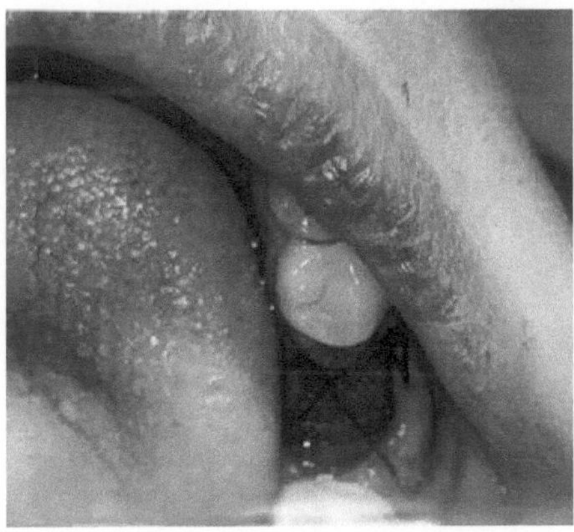

Figura 11: Gelfoam impregnado de sinvastatina colocado no alvéolo cirúrgico seguido de sutura

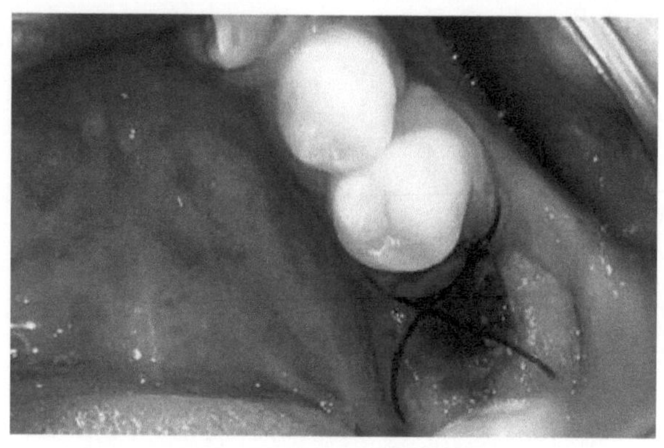

Figura 12: Dia 1 do pós-operatório

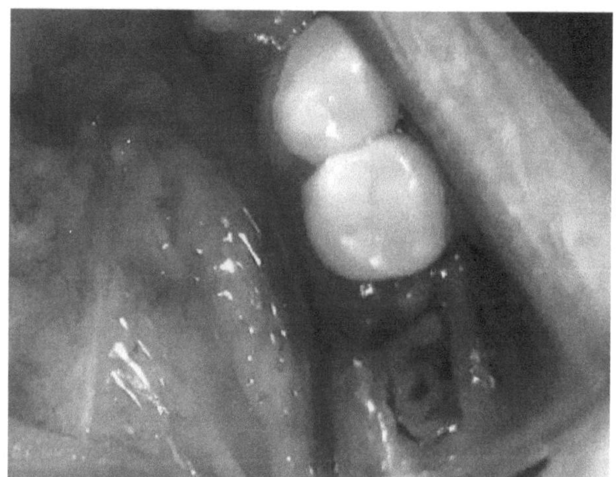

Figura 13: Dia 7 pós-operatório

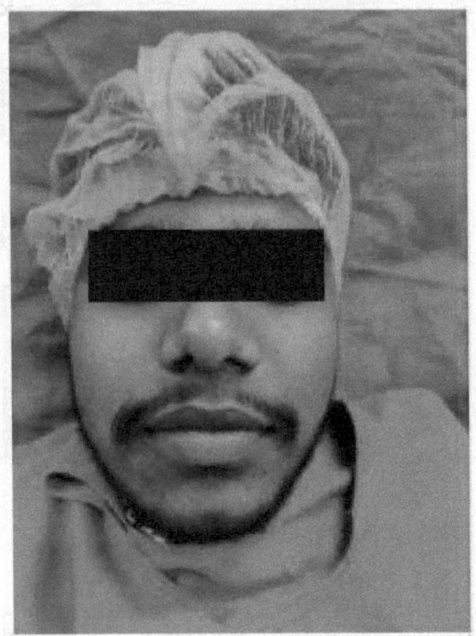

Figura 14: Perfil do doente

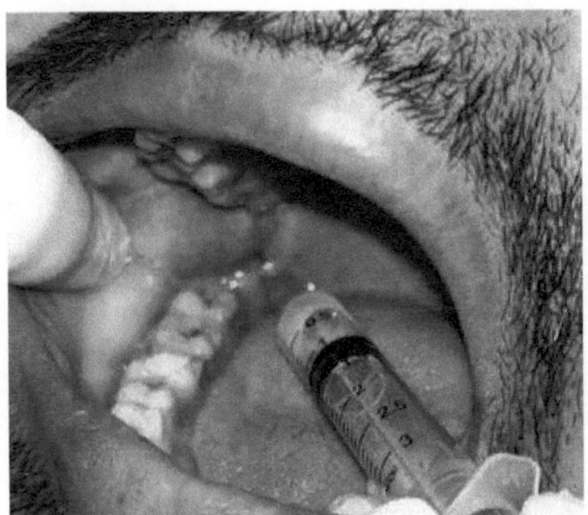

Figura 15: Aplicação de anestesia local

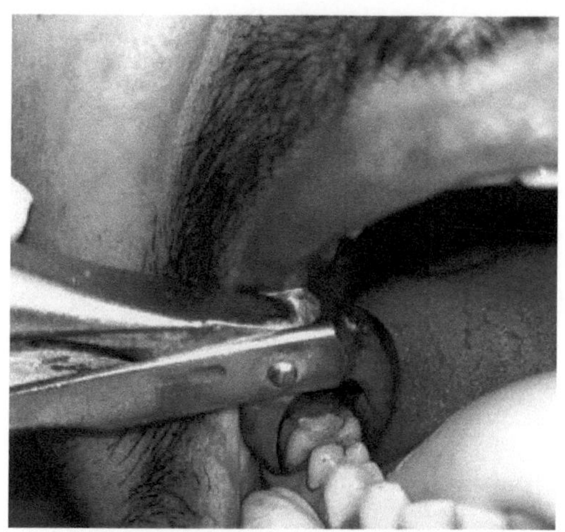

Figura 16: Extração de dente em processo

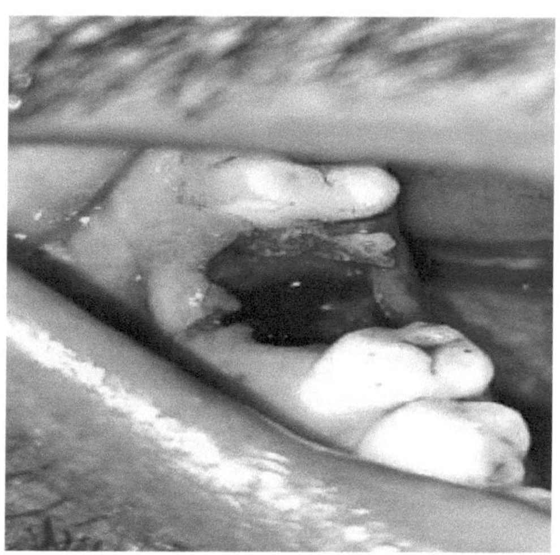

Figura 17: Tomada extraída

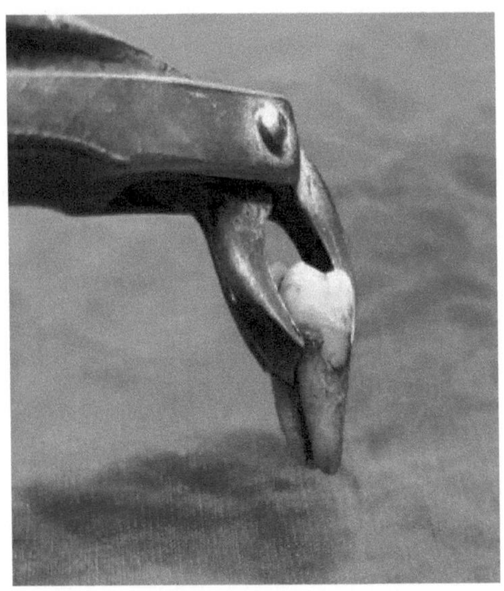

Figura 18: Dente extraído

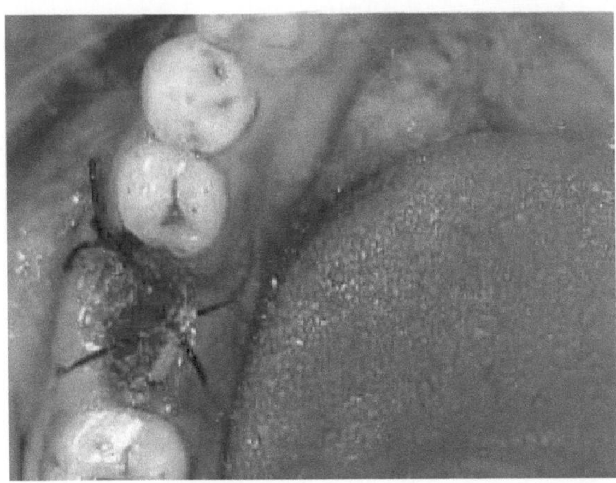

Figura 19: Gelfoam colocado no encaixe seguido de sutura

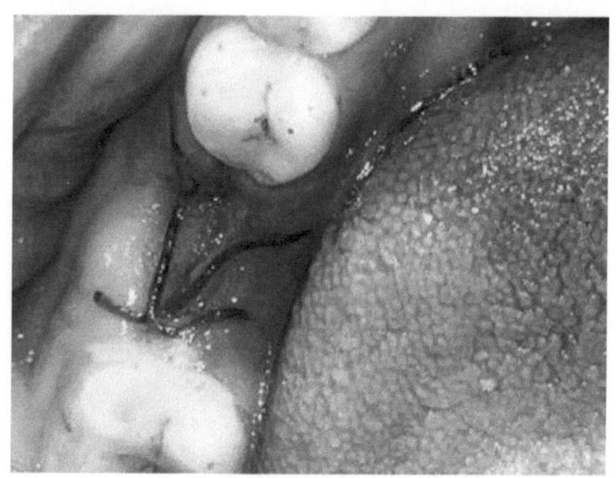

Figura 20: Dia 1 do pós-operatório

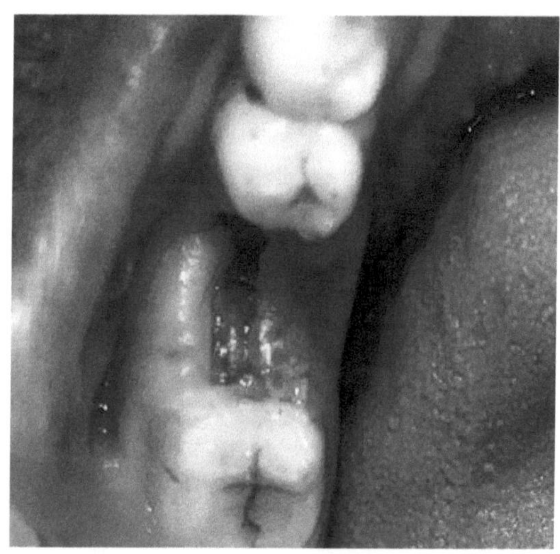

Figura 21: Dia 7 pós-operatório

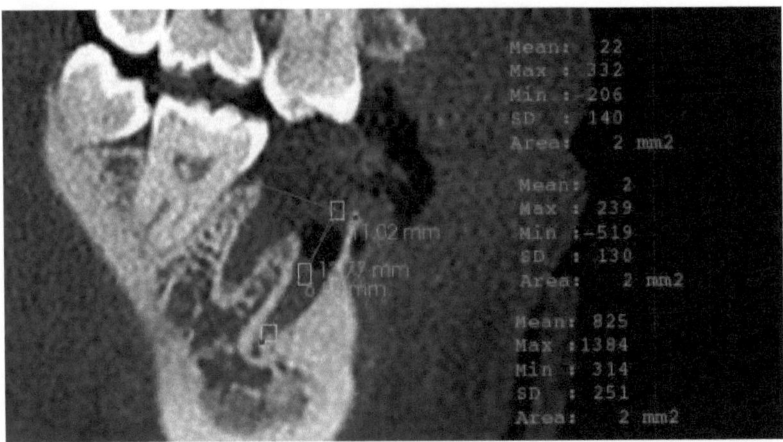

Figura 22: Densidade óssea do alvéolo extraído mesialmente imediatamente após a extração

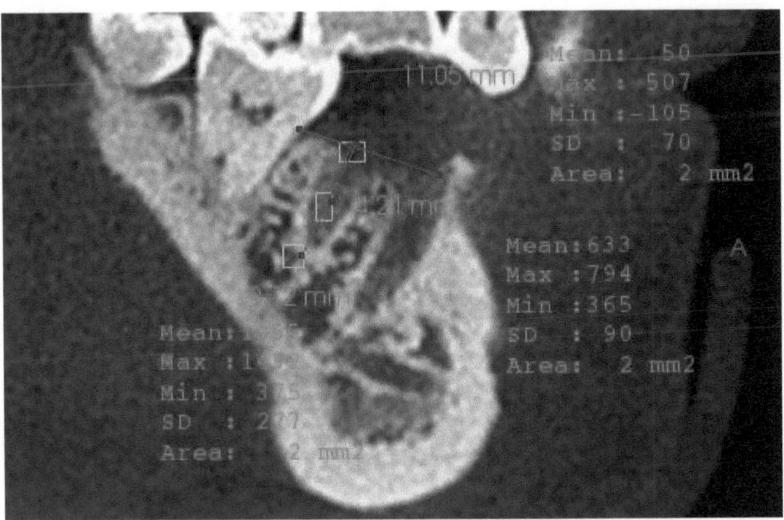

Figura 23: Densidade óssea do alvéolo extraído distal imediatamente após a extração

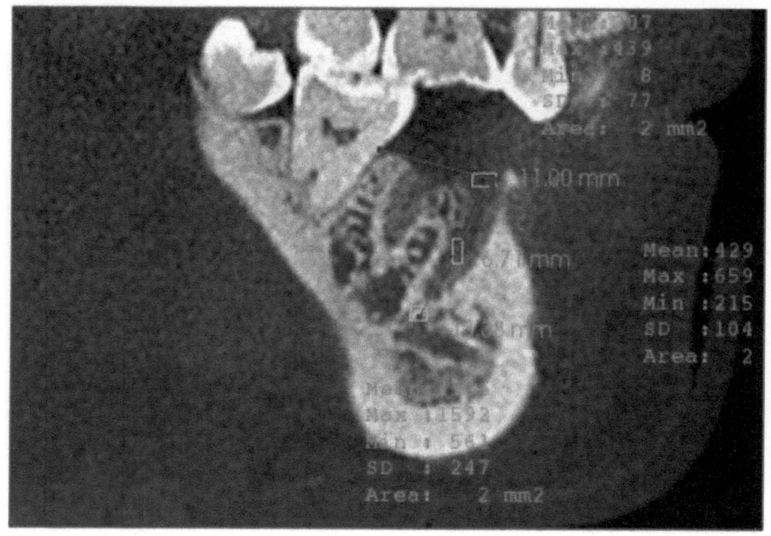

Figura 24: Densidade óssea do alvéolo extraído mesialmente 3 meses após a cirurgia

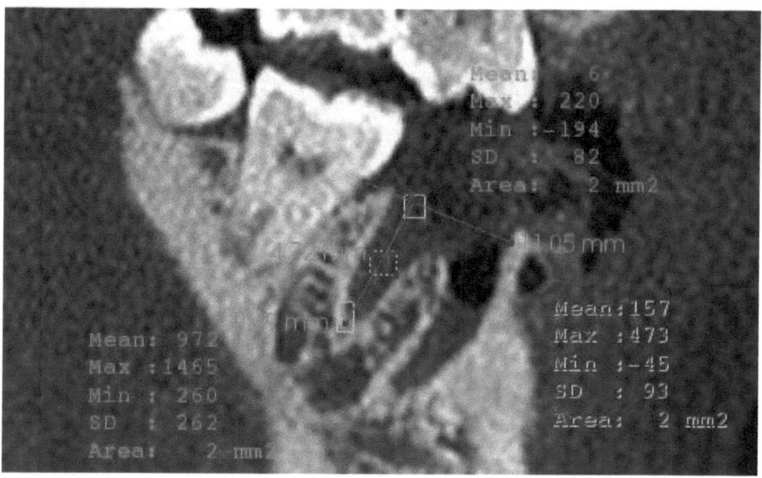

Figura 25: Densidade óssea do alvéolo extraído distal 3 meses após a cirurgia

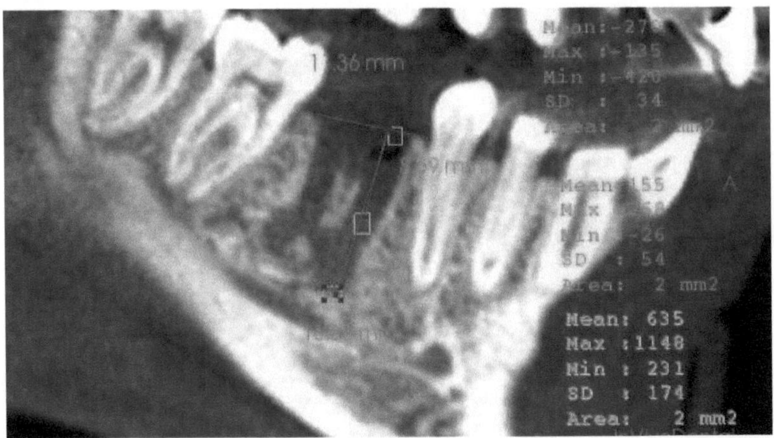

Figura 26: Densidade óssea do alvéolo extraído mesialmente imediatamente após a extração

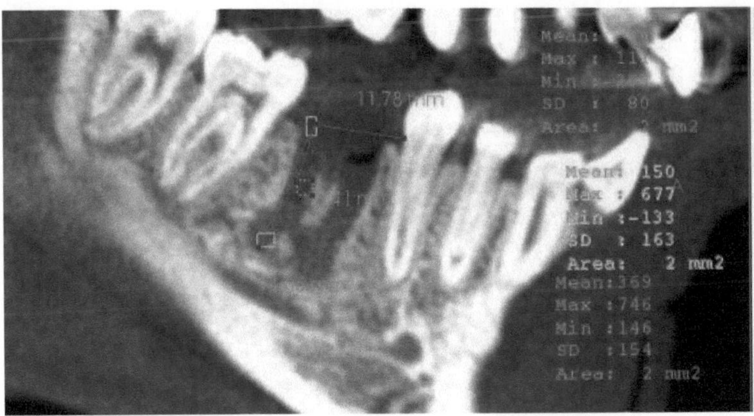

Figura 27: Densidade óssea do alvéolo extraído distal imediatamente após a extração

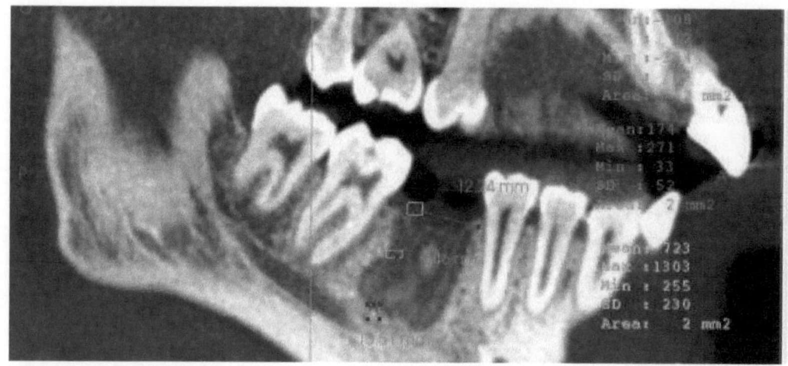

Figura 28: Densidade óssea do alvéolo extraído distal 3 meses após a cirurgia

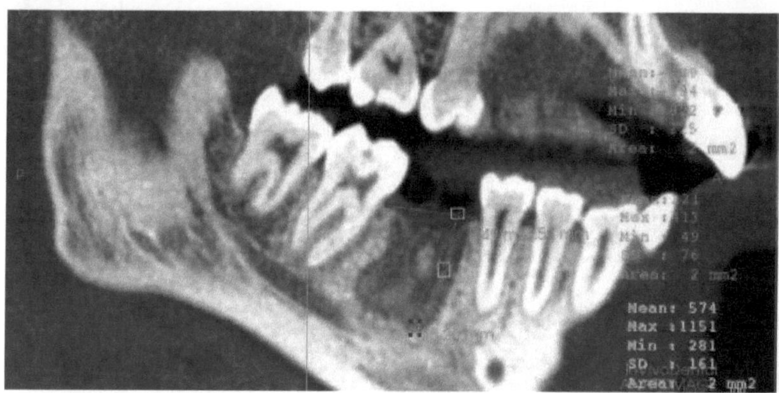

Figura 29: Densidade óssea do alvéolo extraído mesialmente 3 meses após a cirurgia

<u>RESULTADOS E OBSERVAÇÃO</u>

ANÁLISE ESTATÍSTICA:

Os dados categóricos foram resumidos em frequência e percentagem e os dados quantitativos foram resumidos em número de valores, média, desvio padrão (DP), erro padrão (EP). O teste t de Mann Student foi aplicado utilizando o software de análise estatística SPSS versão 22.0. Um valor de p inferior a 0,05 foi considerado estatisticamente significativo.

Quadro 1: Distribuição dos doentes em função do género

Género	Sinvastatina		Sem Simvastatina		Total	
	Conta gem	%	Contagem	%	Conta gem	%
Femini no	10	66.70%	10	66.70%	20	66.70%
Mascul ino	5	33.30%	5	33.30%	10	33.30%
Total	15	100.00%	15	100.00%	30	100.00%

Gráfico 1. Distribuição dos doentes em função do género

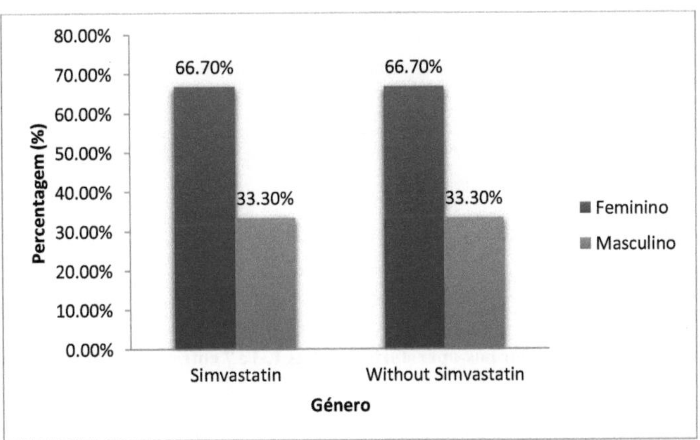

Observação: Os dois grupos eram compostos por 66,70% de mulheres e 33,30% de homens.

Tabela 2. Comparação da idade média dos pacientes

Idade	N	Média	SD	SE
Sinvastatina	15	27.67	8.04	2.08
Sem Simvastatina	15	29.33	9.85	2.54

Gráfico 2. Comparação da média de idade dos pacientes

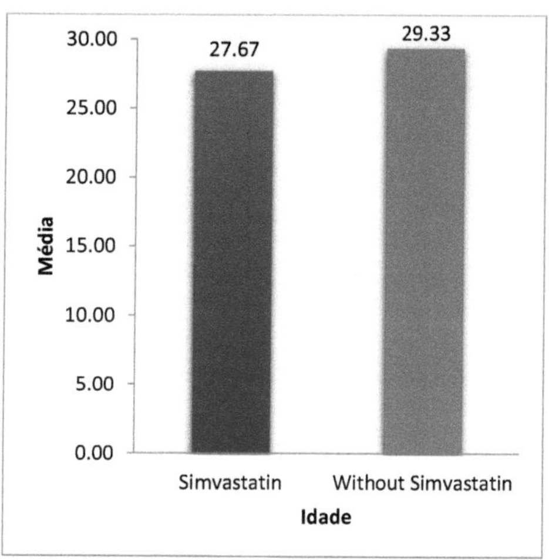

Observação: A idade média no grupo com sinvastatina foi de 27,67 anos e no grupo sem sinvastatina foi de 29,33 anos.

Tabela 3. Comparação da dor pós-operatória nos dias 1, 3 e 7 entre os dois grupos estudados

Dor	CÓDIGO 1		CÓDIGO 3		POD 7	
	Sinvastatina	Sem	Sinvastatina	Sem	Sinvastatina	Sem

		Sinvastati na		Sinvastati na		Sinvastati na
Média	3.47	5.33	1.53	3.6	0.53	1.87
SD	0.92	1.35	0.92	1.18	0.74	1.46
SE	0.24	0.35	0.24	0.31	0.20	0.38
Valor P	0.0001		0.0001		0.004	

Gráfico 3. Comparação da dor pós-operatória nos dias 1, 3 e 7 entre os dois grupos estudados

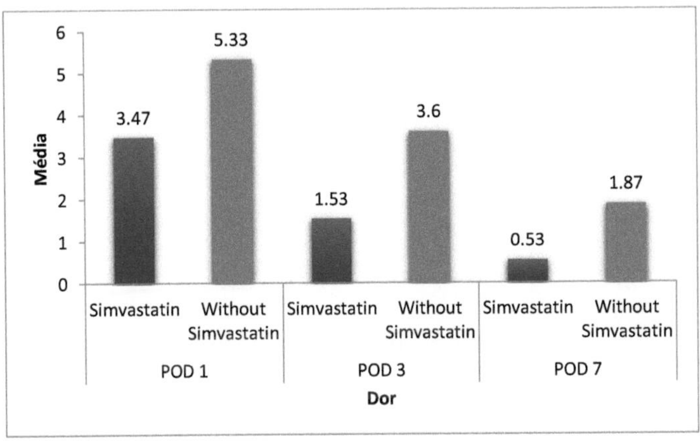

Observação:

Observámos um valor médio de dor significativamente elevado no DPO1 (p=0,0001), no DPO3 (p=0,0001) e no DPO7 (p=0,004) nos indivíduos sem sinvastatina em comparação com a sinvastatina. O valor médio da dor no dia pós-operatório 1 com sinvastatina é de 3,47 e sem sinvastatina é de 5,33, no dia pós-operatório 3 com sinvastatina é de 1,53 e sem sinvastatina é de 3,6 e no dia pós-operatório 7 com sinvastatina é de 0,53 e sem sinvastatina é de 1,87.

Tabela 4. Comparação do edema pós-operatório nos dias 1, 3 e 7 entre os dois grupos estudados

	CÓDIGO 1	**CÓDIGO 3**	**POD 7**

Inchaço	Sinvastatina	Sem Sinvastatina	Sinvastatina	Sem Sinvastatina	Sinvastatina	Sem Sinvastatina
Média	0.07	0.07	0	0	0	0
SD	0.26	0.26	0	0	0	0
SE	0.07	0.07	0	0	0	0
Valor P	1.000		NA		NA	

Gráfico 4. Comparação do edema pós-operatório nos dias 1, 3 e 7 entre os dois grupos estudados

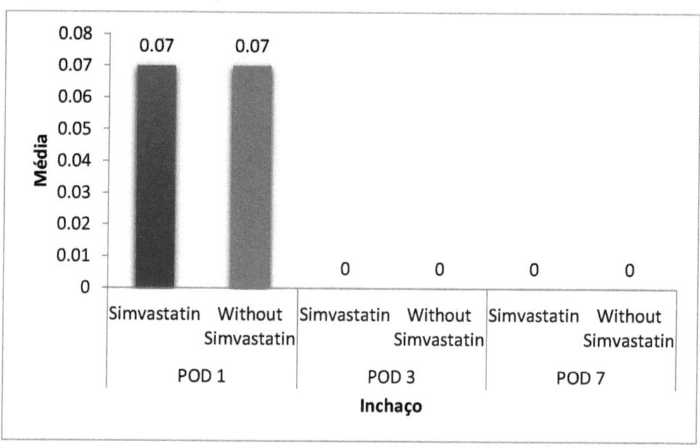

Observação:

Observámos uma diferença não significativa no inchaço no DPO1 (p=1,000) entre os indivíduos sem sinvastatina e com sinvastatina.

Tabela 5: Comparação da cicatrização dos tecidos moles nos dias 1, 3 e 7 do pós-operatório entre os dois grupos estudados

	POD 7	POD 14	POD 21

Cicatrização de tecidos moles	Sinvastatina	Sem Sinvastatina	Sinvastatina	Sem Sinvastatina	Sinvastatina	Sem Sinvastatina
Média	3.67	3.47	4.27	4.13	5	5
SD	0.49	0.52	0.59	0.52	0	0
SE	0.13	0.13	0.15	0.13	0	0
Valor P	0.285		0.517		NA	

Gráfico 5. Comparação da cicatrização dos tecidos moles nos dias 1, 3 e 7 do pós-operatório entre os dois grupos estudados

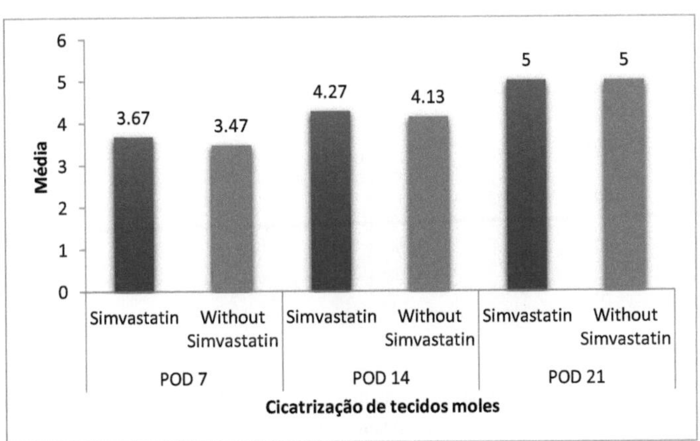

Observação:

Observámos uma diferença não significativa na cicatrização no DPO7 (p=0,285) e no DPO14 (p=0,517) entre os indivíduos sem sinvastatina e com sinvastatina. A média de cicatrização dos tecidos moles no 7º dia pós-operatório com sinvastatina é de 3,67 e sem sinvastatina é de 3,47, no 14º dia pós-operatório com sinvastatina é de 4,27 e sem sinvastatina é de 4,13 e no 21º dia pós-operatório com sinvastatina e sem sinvastatina é de 5.

Tabela 6. Comparação entre os dois grupos estudados de acordo com a densidade óssea

Densidade óssea	Sinvastatina		Sem Simvastatina		Valor P
	Média	±SD	Média	±SD	
Pós-operatório imediato	65.80	11.76	63.80	7.70	0.586
Pós-operatório 3 meses	114.20	16.90	97.00	12.14	0.003
% de variação	76.53	29.59	52.73	15.45	0.010

Gráfico 6. Comparação entre os dois grupos estudados de acordo com a densidade óssea

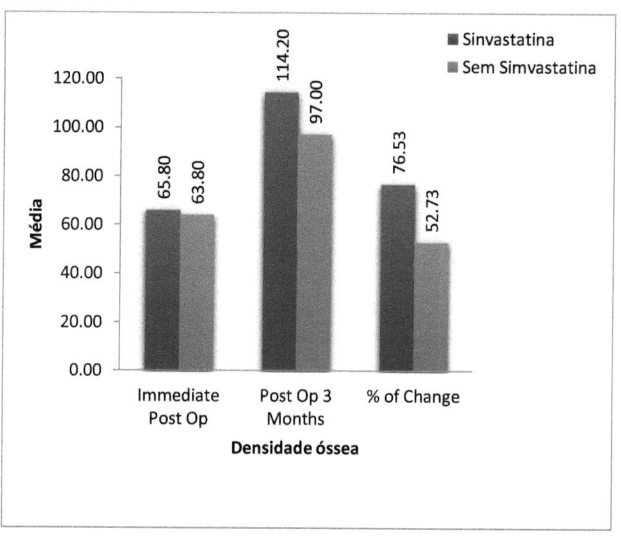

Observação:

Observámos uma diferença significativa na densidade óssea entre o grupo que contém sinvastatina em comparação com o grupo sem sinvastatina aos 3 meses pós-operatório (p=0,003), no entanto, observámos uma diferença não significativa no pós-operatório imediato (0,586). A alteração percentual na densidade óssea também foi significativamente elevada no grupo com sinvastatina em comparação com o grupo sem sinvastatina (p=0,010). A densidade óssea média no pós-operatório imediato com sinvastatina é de 65,80 e sem sinvastatina é de 63,80, aos 3 meses pós-operatório com sinvastatina é de 114,20 e sem sinvastatina é de 97,00.

DISCUSSÃO

A remoção de um dente inicia uma sequência de eventos que inclui inflamação, epitelização e remodelação. As cavidades cicatrizam por segunda intenção, com a remodelação a continuar até 1 ano após a extração. Durante o curso da remodelação, pode ocorrer reabsorção óssea, que pode atingir 0,5 mm por ano e pode criar dificuldades na reabilitação oral futura. Por conseguinte, o objetivo deve ser preservar e, muitas vezes, criar o osso necessário para a reabilitação protética (3p111).

Bone induction has a wide range of clinical applications; however, many bone induction techniques like graft placement -autograft (oral or extraoral), allograft (e.g. osso humano liofilizado), o xenoenxerto (bovino ou suíno) e aloplastos ou materiais sintéticos (hidroxiapatite, fosfato tricálcico e vidro bioativo), -fibrina plaquetária (PRF), plasma rico em plaquetas (PRP), BMP-2 e BMP-7 estão ainda a ser objeto de investigação ativa e têm as suas próprias deficiências(1p582).

Nos últimos anos, muitos investigadores têm investigado a utilização da estatina, um fármaco que ativa os genes para a formação óssea, em enxertos ósseos e descobriram que este fármaco tem um tremendo efeito osteoindutor e uma grande promessa no uso rotineiro em aumentos de cristas e enxertos ósseos na região craniofacial. Por conseguinte, a utilização de um tratamento barato, rápido, seguro, indolor e sem efeitos secundários com o fármaco sinvastatina poderia melhorar a reparação dos tecidos (1p582).

A sinvastatina é um medicamento de pequena molécula que pertence ao grupo das estatinas. É conhecida como inibidor da coenzima A redutase e é utilizada principalmente para diminuir os níveis de colesterol sérico, tendo demonstrado efeitos na formação de osso novo quando utilizada topicamente, através do aumento da expressão do gene BMP-2 nas células ósseas(47p46) e do aumento acentuado da expressão do ARNm para a fosfatase alcalina, o colagénio de tipo I, a sialoproteína óssea e a osteocalcina em células osteoblásticas não transformadas e da diminuição da expressão dos genes da colagenase-1 e da colagenase-3(4 p1854).As sinvastatinas foram estudadas a nível experimental e histoquímico pelos investigadores médicos durante muitos anos. Estão a ser utilizadas como fármacos anticolesterol desde os anos 80(1p582).

A aplicação local foi utilizada para uma regeneração óssea eficaz, praticamente sem efeitos secundários. Além disso, a aplicação local permite que uma dose adequada seja administrada na área desejada sem depender da administração sistémica(1p582).

Rutledge et al. e Ozec et al. utilizaram espumas de gel e esponjas de colagénio como transportadores de sinvastatina para determinar as suas vantagens, como a reabsorção lenta, a biodegradabilidade e a boa adaptação no local da cirurgia com a utilização dos respectivos compostos(12p10).

Rutledge et al., no seu mesmo estudo, referiram que a utilização de etanol evita o refluxo do fármaco utilizado, em comparação com transportadores como a metilcelulose, devido à sua propriedade termossensível. Além disso, no mesmo estudo, compararam os efeitos da sinvastatina na formação óssea com ou sem a utilização adjuvante de enxertos ósseos. Embora tenham observado uma diferença significativa na formação óssea entre os dois grupos, os resultados não foram estatisticamente significativos(12p10).

Sherif et al., no seu artigo, comentaram ainda que não existe um consenso definitivo sobre as indicações para a utilização de transportadores, sendo estas determinadas pelo tipo de procedimento cirúrgico(12p10).

No nosso estudo, utilizámos uma esponja de gelatina como transportador. A esponja de gelatina é um material hemostático habitualmente utilizado em cirurgia e pode ser deixado no local de aplicação, uma vez que é bioreabsorvível. A sua natureza esponjosa torna-a potencialmente adequada como veículo para a administração de fármacos(47p 48)

Neste estudo, os pacientes que se apresentaram no nosso Departamento de Cirurgia Oral e Maxilofacial, dispostos a serem extraídos, foram incluídos neste estudo. Dividimos os pacientes em dois grupos, um a receber sinvastatina e outro sem sinvastatina. O objetivo do estudo foi comparar a dor pós-operatória, o inchaço intra-oral pós-operatório, a cicatrização dos tecidos moles e a formação óssea.

Dos 30 doentes, o grupo A era composto por 15 (66,70%) mulheres e 5 (33,30%) homens e o grupo B era composto por 15 (66,70%) mulheres e 5 (33,30%) homens. A idade média do grupo A era de 27,67 anos e a do grupo B de 29,33 anos.

A dor pós-operatória continua a ser um dos incómodos mais importantes após qualquer procedimento cirúrgico de pequena ou grande dimensão. Avaliámos a dor pós-operatória através da escala visual analógica (EVA).

Gupta et al. em 2019 realizaram um estudo e observaram que as pontuações de dor foram comparativamente reduzidas com sinvastatina aos 7th dias, em comparação com o grupo de controlo que consistia apenas em sinvastatina e quitosano. Concluíram que a aplicação tópica de simvastatina e gel de quitosana poderia ser usada como uma nova modalidade terapêutica que melhorou a cicatrização e reduziu a dor(12p10).

Avaliámos a dor pós-operatória nos dias 1st , 3rd e 7th e observámos resultados semelhantes. No dia 1 do pós-operatório, a pontuação média para o grupo A foi de 3,47 e para o grupo B foi de 5,33. No dia 3 do pós-operatório, a pontuação média para o grupo A foi de 1,53 e para o grupo B foi de 3,6. No dia 7 do pós-operatório, a pontuação média para o grupo A foi de 0,53 e para o grupo B foi de 1,87, semelhante ao estudo de **Gupta et al.**

Observámos um valor de p significativo no primeiro dia pós-operatório (p=0,0001), no terceiro dia pós-operatório (p=0,0001) e no sétimo dia pós-operatório (p=0,004) nos indivíduos sem sinvastatina em comparação com a sinvastatina.

No entanto, outros estudos realizados por **Saifi et al** e **Degala et al** foram contrários aos nossos e sugeriram que a gravidade da dor era igual nos grupos de estudo e de controlo e que os resultados não eram significativos(4p1).

O inchaço intra oral também foi avaliado no dia pós-operatório 1st ,3rd e 7th e observou-se que não existe uma diferença significativa no inchaço entre os grupos sem sinvastatina e os grupos com sinvastatina.

Nyan et al. concluíram que a sinvastatina combinada com sulfato de cálcio provocou uma regeneração óssea substancial nos defeitos; no entanto, com uma inflamação considerável dos tecidos moles e uma crosta da pele sobre a calvária, o que mostra que os efeitos locais da sinvastatina podem ser dependentes da dose e do transportador(1p584).

Madi e **Kassem**, no seu estudo recente, estabeleceram o potencial de cicatrização dos tecidos moles das estatinas e, no nosso estudo, avaliámos a cicatrização dos tecidos moles e observámos uma diferença não significativa na cicatrização no 7.º dia pós-operatório (p=0,285) e no 14.º dia pós-operatório (p=0,517) entre os indivíduos sem sinvastatina e os indivíduos com sinvastatina.

O presente estudo não revelou qualquer infeção em ambos os grupos, uma vez que o procedimento era simples e os doentes estavam cobertos por antibióticos. Um estudo semelhante foi efectuado por **Saifi et al** e **Degala et al**, que sugerem que a esponja de gelatina com sinvastatina é bem tolerada pelos doentes e é segura para aplicação local, não tendo sido registada qualquer infeção (47p47).

Wong e Rabie utilizaram sinvastatina para defeitos ósseos parietais e encontraram 308% mais formação de osso novo em defeitos enxertados com estatina misturada com um transportador de matriz de colagénio do que naqueles enxertados apenas com o transportador após 14 dias (1p584).

No nosso estudo, a densidade óssea foi avaliada utilizando o CBC, imediatamente após a extração e no pós-operatório de 3rd meses. A pontuação média da densidade óssea para o grupo A imediatamente após a extração foi de 65,80 e após 3 meses foi de 114,20. Para o grupo B, a pontuação média foi de 63,80 imediatamente após a extração e de 97,00 após 3 meses.

Observámos uma diferença significativa na densidade óssea entre os indivíduos que tomaram sinvastatina em comparação com os que não tomaram sinvastatina no pós-operatório após 3 meses (p=0,003), mas observámos uma diferença não significativa no pós-operatório imediato (p=0,586).

A alteração percentual da densidade óssea também foi significativamente elevada nos indivíduos com sinvastatina em comparação com os sem sinvastatina (p=0,010).

Um outro estudo realizado por **Jun-Beom Park et al**. em 2009 afirmou que a sinvastatina aumenta o volume do osso esponjoso, a formação óssea e a força de compressão do osso esponjoso (9 p487). Noutro estudo, **Hassan et al**. concluíram que a utilização de sinvastatina acelera a cicatrização e a maturação do osso, mantém o seu volume em grande medida e diminui a sua reabsorção. Também aumenta a densidade do enxerto em comparação com um osso nativo ou enxerto ósseo autógeno na remodelação do enxerto ósseo humano após a reconstrução do rebordo, o que está novamente de acordo com o nosso estudo(1p584).

Um estudo semelhante, realizado por **Maria et al** em 2015, discutiu a eficácia da sinvastatina na regeneração óssea após a remoção cirúrgica de terceiros molares inferiores. Realizaram um estudo em alvéolos de terceiros molares mandibulares para estudar a eficácia do medicamento, implantando-o em alvéolos e foram feitas observações durante 3 meses para comparar a cicatrização com a cicatrização normal sem sinvastatina.Discutiram os efeitos positivos da sinvastatina, tais como o "arranque" da cascata de osteogénese no enxerto ósseo, a melhoria da densidade óssea trabecular, a disponibilidade mais precoce de factores de crescimento e BMP, a promoção da consolidação precoce do enxerto, a aceleração da mineralização do enxerto, o aumento da regeneração óssea e a atuação como ativador na cicatrização de feridas (1 p578,585).

Tendo em conta os resultados acima referidos, verificou-se que a sinvastatina é um material melhor em termos de cicatrização óssea, juntamente com o controlo da dor pós-operatória e com efeitos secundários negligenciáveis. Por conseguinte, a aplicação local de sinvastatina pode ser uma forma simples e económica de estimular e acelerar a regeneração óssea e pode ser utilizada na cicatrização de alvéolos de extração. São necessários mais estudos com amostras de grande dimensão para minimizar o erro percentual e obter melhores resultados.

CONCLUSÃO

A aplicação local de sinvastatina induz a formação óssea em alvéolos de extração. O processo de aplicação é muito simples e proporciona uma forma muito rentável de regeneração óssea mais rápida após a extração de dentes.

- ❖ Os resultados deste estudo demonstraram que a sinvastatina é um biomaterial adequado para a preservação do alvéolo cirúrgico.
- ❖ A utilização de sinvastatina produz significativamente mais osso em comparação com a esponja de gelatina.
- ❖ A aplicação local de sinvastatina em defeitos ósseos poderia acelerar a regeneração óssea.
- ❖ A aplicação local de sinvastatina também diminui a dor pós-operatória.

No entanto, o presente estudo é limitado pela sua pequena amostra e pela curta duração do acompanhamento. Da mesma forma, deve ser efectuada uma análise histológica para avaliar a qualidade do osso recém-formado. Devem ser desenvolvidas técnicas de medição da densidade óssea. É necessária investigação adicional para determinar o limiar terapêutico ótimo, o modo de aplicação e a eficácia da regeneração óssea em seres humanos. São necessários mais estudos para verificar o efeito da sinvastatina na cicatrização de tecidos moles.

Assim, a sinvastatina está a mostrar um efeito positivo na formação óssea e na diminuição da dor pós-operatória, pelo que, no futuro próximo, é necessária mais investigação para que possa ser utilizada como um material potente para a cicatrização de alvéolos.

<u>REFERÊNCIAS</u>

1. **Anil Singh Chauhan , Anisha Maria , Anil Managutti** .Eficácia da sinvastatina na regeneração óssea após remoção cirúrgica de terceiros molares inferiores: um estudo clínico piloto.J. Maxillofac. Oral Surg.2015; 14(3):578-585

2. **Mehdi Sezavar, Behnam Bohlouli, SarehFarhadi, ShivaTabatanaee, e Reza Latifi** Simvastatin effects on dental socket quality. Contemporary Clinical Dentistry. 2018: 55-59.

3. **Aamir Malick Saifi, Girish B. Giraddi e Nausheer Ahmed**. Cicatrização da cavidade de extração após aplicação local de sinvastatina. Jornal de biologia oral e pesquisa craniofacial 2017: 106-112.

4. **SaikrishnaDegala, Nikita A. Bathija** Avaliação da eficácia da sinvastatina na regeneração óssea após a remoção cirúrgica de terceiros molares impactados bilateralmente.Journala of oral and maxillofacial surgery 2018:1847-1858

5. **Youmna M. Sherif, Nawal El Masry , Sahar S. Karam, Maha A. Nasra** Avaliação da administração local de sinvastatina na altura e largura do alvéolo de extração cicatrizado na mandíbula de ratos. Alexandria Dental Journal. 2016; Vol.41:283-286

6. **Endo A**. Uma perspetiva histórica sobre a descoberta das estatinas. Proc Jpn Acad Ser B 2010; 86: 484-93.

7. **Garrett IR, Mundy GR**. The role of statins as potential targets for bone formation. Arthritis Res. 2002;4:237-40.

8. **Sarita R. Shah, Caroline A. Werlang, F. Kurtis Kasper e Antonios G. Mikos1Novas** aplicações das estatinas na regeneração óssea. National Science Review 2: 85-99, 2015

9. **Jun-Beom Park** O uso da sinvastatina na regeneração óssea. Med Oral Patol Oral Cir Bucal. 2009;14 (9):485-8.

10. **Tahamtan S., Bagherniya M., Johnston T., Sahebkar A.** Efeito das estatinas na saúde dentária e oral.2020;1-42

11. **Elisabet Roca-Millan** A aplicação de estatinas na regeneração de defeitos ósseos. Revisão Sistemática e Meta-Análise Materiais 2019:1- 12

12. **Swati Gupta, Massimo Del Fabbro e Jia Chang** O impacto da intervenção da sinvastatina na cicatrização de osso, tecido mole e cartilagem da ATM em odontologia: uma revisão sistemática e meta-análise International Journal of Implant Dentistry 2019; 5:1-11

13. **Alqahtani NA, Khaleel ahmed S, Desai F.** Avaliação de dois desenhos de retalho no segundo molar inferior após extracções de terceiros molares. J Oral Maxillofac Pathol 2017;21:317-25

14. **Landry RG, Turnbull RS , Howley T .** Eficácia do HCl de benzidamina no tratamento de pacientes periodontais pós-cirúrgicos.Research in clinic Forums. 1988; 10:105-118

15. **Hassan Rashidi, Marianne J. Ellis, Sarah H. Cartmell e Julian B. Chaudhuri** , Libertação de sinvastatina a partir de andaimes de membrana de poli(lactido-co-glicolida) Polímeros 2010:709-718

16. **Maciel-Oliveira N, Bradaschia-Correa V, Arana-Chavez VE** Regeneração óssea alveolar precoce em ratos após administração tópica de sinvastatina. Oral Surg Oral Med Oral Pathol Oral Radiol Endod 2011:170-179

17. **Ca'ceres M, Romero A, Copaja M** A sinvastatina altera as respostas das células fibroblásticas envolvidas na reparação dos tecidos. J Periodontal Res 2011;46:456-463

18. **Srinivas B, Das P, Rana MM, Qureshi AQ, Vaidya KC, Ahmed Raziuddin SJ.** Cicatrização de feridas e regeneração óssea em soquetes pós-extração com e sem fibrina rica em plaquetas. Ann Maxillofac Surg 2018;8:28-34.

19. **Mozzati, M. Tumedei, M. Gallesio, G.Menicucci, G.Manzella, C. Testori, T.Fabbro** Cicatrização de alvéolos tratados com factores de crescimento concentrados: um estudo de boca dividida. Materials 2022;15:4859-71

20. **Shabnam Tahamtan , Farinaz Shirban1 , Mohammad Bagherniya , Thomas P. Johnston e Amirhossein Sahebkar** Os efeitos das estatinas na saúde dentária e oral: uma revisão dos estudos pré-clínicos e clínicos J Transl Med 2020;18:155-163

21. **Sameh N, Aly UF, Abou-Taleb HA, Abdellatif AAH** Papel prospetivo da sinvastatina na cicatrização de feridas: revisão da literatura. J Bioequiv 2018;10: 36-42.

22. **Toyonobu Maeda, Ayako Matsunuma, Tetsuya Kawane e Noboru Horiuchi** A sinvastatina promove a diferenciação de osteoblastos e a mineralização em células MC3T3-E1.2001;3:280-284

23. **N. Werner , G. Nickenig ,U. Laufs Medizinische Klinik , Poliklinik Innere Medizin** ;Efeitos pleiotrópicos dos inibidores da HMG-CoA redutase ;Basic Research in Cardiology 2002;97:1-8

24. **Satyawan B. Jadhav e Girish Kumar Jain** Statins and osteoporosis: new role for old drugs JPP 2006; 58: 3-18

25. **Z. Wu, C. Liu, G. Zang** O efeito da sinvastatina na remodelação do osso alveolar após a extração dentária. Int. J. Oral Maxillofac. Surg. 2008; 37: 170-176.

26. **Farsaei S, Khalili H, Farboud ES**. Potencial papel das estatinas na cicatrização de feridas: revisão da literatura. Int Wound J 2012; 9:238-247

27. **I-Chun Ta ,Yin-Chih Fu,Chih-Kuang Wang,Je-Ken Chang,Mei-Ling** A administração local de microesferas de libertação controlada de sinvastatina/PLGA/HAp melhora a reparação óssea International Journal of Nanomedicine 2013;8: 3895-3905

28. **Tan WL, Wong TLT, Wong MCM, Lang NP**. Uma revisão sistemática das alterações dimensionais dos tecidos moles e duros alveolares pós-extração em humanos. Clin. Oral. Impl. 2012;23(5) :1-21

29. **O¨zec, I, Kilic, E, Gu¨mu¨s C, Go¨ze F**. Effect of local simvastatin application on mandibular defects. J Craniofac Surg. 2007;18(3):546-550.

30. **Wong RW, Rabie AB.** Padrão de cicatrização precoce da osteogénese induzida por estatinas. Br J Oral Maxillofac Surg 2005;43:46-50

31. **D, Lee Y, Schmid MJ**. Efeitos locais da sinvastatina no crescimento ósseo mandibular e na inflamação. J Periodontol 2005;76:1861-1870

32. **George, Owen, Reinhardt, Giannini, Marx, & Reinhardt,** efeito de injecções de sinvastatina na inflamação da articulação temporomandibular em ratos em crescimento. Journal of Oral and Maxillofacial Surgery2013; 71(5):846-853.

33. **Pascual-Cruz M, Chimenos-Küstner E, García-Vicente JA, Mezquiriz-Ferrero X, Borrell-Thio E, López-López J**. Adverse side effects of statins in the oral cavity. Med Oral Patol Oral Cir Bucal. 2008;13(2):98- 101.

34. **Asai J, Takenaka H, Hirakawa S, Sakabe J, Hagura A, Kishimoto S, Maruyama K, Kajiya K, Kinoshita S, Tokura Y, Katoh N.** Topical simvastatin

accelerates wound healing in diabetes by enhancing angiogenesis and lymphangiogenesis. Am J Pathol. 2012;181:2217-24.

35. **Giro G, Chambrone L, Goldstein A, Rodrigues JA, Zenobio E, Feres M, Figueiredo LC, Cassoni A, Shibli JA.** Impacto da osteoporose em implantes dentários: uma revisão sistemática. World J Orthop. 2015;6:311-5.

36. **Ayukawa Y, Ogino Y, Moriyama Y, Atsuta I, Jinno Y, Kihara M, Tsukiyama Y, Koyano K.** Simvastatin enhances bone formation around titanium implants in rat tibiae.   Bbbbbn J Oral Rehabil. 2010;37:123-30.

37. **Mundy G, Garrett R, Harris S, Chan J, Chen D, Rossini G, Boyce B, Zhao M, Gutierrez G.** Stimulation of bone formation in vitro and in rodents by statins. Science. 1999;286:1946-9.

38. **Staal A, Frith JC, French MH, Swartz J, Gungor T, Harrity TW, Tamasi J, Rogers MJ, Feyen JH.** The ability of statins to inhibit bone resorption is directly related to their inhibitory effect on HMG-CoA reductase activity. J Bone Miner Res. 2003;18:88-96.

39. **Uzzan B, Cohen R, Nicolas P, Cucherat M, Perret GY.** Effects of statins on bone mineral density: a meta-analysis of clinical studies (Efeitos das estatinas na densidade mineral óssea: uma meta-análise de estudos clínicos). Bone. 2007;40:1581-7.

40. **Stancu C, Sima A.** Statins: mechanism of action and effects (Estatinas: mecanismo de ação e efeitos). J Cell Mol Med. 2001;5:378-87.

41. **Zhou Q, Liao JK.** Statins and cardiovascular diseases: from cholesterol lowering to pleiotropy (Estatinas e doenças cardiovasculares: da redução do colesterol à pleiotropia). Curr Pharm Des. 2009;15:467-78.

42. **Abrar K. Thabit,Abdullah Alhifany, Razan Alsheikh, Sameh Namnqani,Ameen Al-Mohammadi,Soha Elmorsy, Mohammed Qari,andMohammed Ardawi.**Effect of Simvastatin and Atorvastatin on Serum Vitamin D and Bone Mineral Density in Hypercholesterolemic Patients:A Cross-Sectional Study: Journal of Osteoporosis 2014;1-9

43. **Edoardo Raposio, PhD, Guido Libondi, Nicol_o Bertozzi, Eugenio Grignaffini, Michele P. Grieco.** Efeitos da sinvastatina tópica para o tratamento de úlceras cutâneas vasculares crónicas: A Pilot Study Journal of the American College of Clinical Wound Specialists 2016 ;7:13-8.

44. **Ehsan Tafazoli Moghadam, Mohsen Yazdanian , Mostafa Alam, Hamid Tebyanian , Ali Tafazoli , Elahe Tahmasebi, Reza Ranjbar, Alireza Yazdanian , Alexander Seifalian**. Materiais bioactivos naturais actuais na regeneração óssea e dentária em medicina dentária: uma visão globaljournal of materials

investigação e tecnologia 2021; 13 :2078-2114

45. **Gultekin, & Siyli** Hard Tissue Regeneration Protocolos de tratamento em cirurgia oral contemporânea. Regeneração de Tecidos. 2018:67-75

46. **Guralnick, W. C.** Esponja de gelatina absorvível e trombina em cirurgia oral. American Journal of Orthodontics and Oral Surgery, 1946; 32(12): 792-794.

47. **Hatim Ahmed Miftah Abu Sheehah, Ahmed Mohamed Hosni, Wael Ahmed EI Mohandes** Avaliação da eficácia da sinvastatina na regeneração óssea para preservação de alvéolos; A.J.D.S.2022; 25: 143-48

ÍNDICE DE CONTEÚDOS

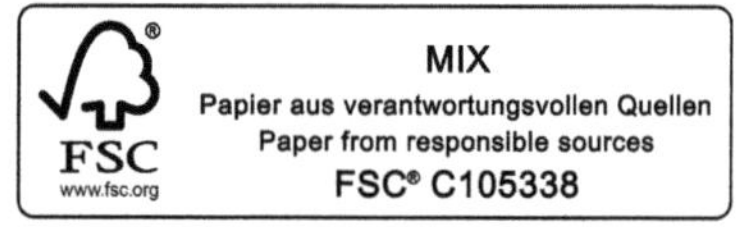

Printed by Books on Demand GmbH, Norderstedt / Germany